QIAN LIE XIAN JI BING

前列腺疾病

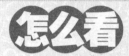 怎么看 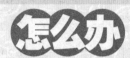怎么办

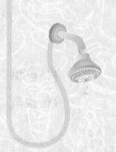

良 石
宋璐璐 编著

上海科学普及出版社

图书在版编目（CIP）数据

前列腺疾病怎么看怎么办/良石，宋璐璐编著. —上海：
上海科学普及出版社, 2013.3

ISBN 978-7-5427-5533-9

Ⅰ.①前⋯　Ⅱ.①良⋯　②宋⋯　Ⅲ.①前列腺疾病–防治
Ⅳ.①R697

中国版本图书馆CIP数据核字（2012）第243392号

责任编辑　王佩英
责任编辑　蔡　婷

前列腺疾病怎么看怎么办

良石　宋璐璐　编著

上海科学普及出版社出版发行

（上海中山北路832号　邮政编码200070）

http://www.pspsh.com

全国新华书店经销　北京中创彩色印刷有限公司印刷

开本 787×1092　1/16　印张16　字数230 000

2013年3月第1版　2013年3月第1次印刷

ISBN 978-7-5427-5533-9　定价：28.00元

随着生活节奏的不断加快，每一个人都感到了前所未有的压力。尤其是男性，他们要承担的责任更多，面对的竞争也越来越激烈，这使他们常常忽视了自己的健康。长期不规律的生活最终让许多男人都付出了健康的代价。

前列腺作为男人的生命腺，担负着极其重要的作用。近年来与前列腺相关的各种疾病以及并发症的发病率不断攀升，已经成为了现今男性身体健康面临的最大困扰。它不仅使男性朋友羞于启齿，更让他们时刻忍受着病痛的折磨，威胁着他们的身体健康和生活质量。

科技如此发达的今天，为什么这一问题却迟迟得不到解决呢？

除了前列腺疾病比较难治愈以外，更多的是因为许多患者对前列腺疾病没有一个本质上的认识，有时候甚至会出现某些男性朋友本身已经患病却也浑然不知的情况。因此，加强前列腺疾病的认识和防治知识的宣传就显得尤为重要了。

得了前列腺疾病，你该怎么看？

得了前列腺疾病，你又该怎么办？

现在不用再发愁了，有了这本书，相信你的问题一定能够迎刃而解。

本书详细介绍了前列腺疾病的相关知识，旨在提高大家对前列腺疾病的认识，从源头上对其进行防治。本书为读者详细介绍了前列腺疾病的患病原因和途径，以及自身和医疗方面的诊断方法，目的在于帮助读者对自身情况作出正确判断，及早为自己的健康情况作出检测。如有问题，能够及早治疗，把握最佳的治疗时机。

本书还针对前列腺疾病患者的相关症状提出了具体的防治措施，分别介绍了中医和西医的具体治疗方法，以及患者自身应该采取的养护方式。不仅如此，书中还介绍了一些创新的辅助疗法，例如，音乐治疗法、垂钓保健法、静坐治疗法等。目的在帮助患者注意生活中的每个细节，让患者能够在生活中享受治疗，重新拥有健康的体魄，拥有更美好的生活。

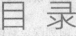

QIANLIEXIANJIBING
ZENMEKAN ZENMEBAN 目 录
CONTENTS

1

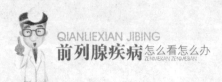

治疗篇　得了前列腺疾病，你该怎么办

第七章 西医治疗前列腺疾病 149

第八章 前列腺疾病的饮食调养 153

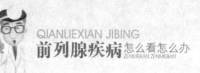

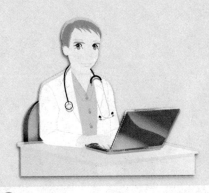

认识篇

前列腺疾病，你该怎么看

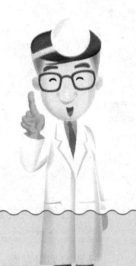

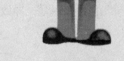

第一章

为什么会患上前列腺疾病

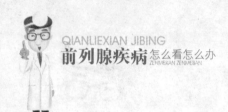
驾驶员易患前列腺疾病

前列腺炎的发生与某些久坐职业有明显相关性。久坐可以使血液循环变慢，尤其是会阴部的血液循环。久坐不动时，可以造成对前列腺的直接压迫而导致前列腺充血，使局部的代谢产物堆积、前列腺的腺管阻塞与前列腺液的排泄更加困难，导致前列腺炎的发生。

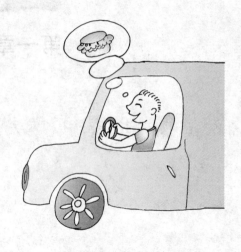

久坐使循环血量减少，进而影响机体正常的新陈代谢，局部抗病能力下降。

久坐柔软的沙发，减轻了对人体及大脑刺激的强度，会使大脑活动迟钝、思维敏捷程度明显衰退、精神倦怠、浑身疲乏、腰酸腿痛、四肢无力、食欲减退。久坐还能导致肥胖症、血脂增高、痔疮、神经衰弱、消化液分泌减少、食物消化及吸收障碍、肺活量降低。久坐沙发，还可引起坐骨神经损害。患前列腺疾病者久坐后症状加重。

骑车可压迫前列腺部位，而前列腺的解剖结构比较特殊，前列腺周围区的腺管细长且弯曲，向后走行，然后弯向侧面，最后向前。在前列腺实质内开口到尿道，开口处口径小，与尿道成直角或斜行向上逆行到达尿道。前列腺的腺管行程长且弯，有利于尿道的细菌侵犯腺体，而不利于腺体炎性分泌物的排出和引流，是引起前列腺炎的重要解剖因素。

部分青年人在骑车时，将车座拔得过高，这就造成骑车时胸部向前倾斜，臀部向后翘起，将身体的重心通过鞍座反作用于会阴部，加重了会阴部与车座之间的相互摩擦，久而久之就容易使前列腺充血，甚至很可能诱发前列腺炎。资料显示，司机和久坐的工作者患有前列腺炎的概率最高。其实骑自行车、摩托车和骑马等这些骑跨动作与久坐的道理是一样的，不仅如此，骑跨的动作和久坐对前列腺部位的压迫相比较，会有更严重的影响，更容易造成前列腺的充血与淤血，长途骑车更是如此，很可能会出现会阴部麻木不适、疼痛，排尿时尿道疼痛、排尿困难和腰部酸痛等症状。近年来，这一现象也成为了我国慢性前列腺炎发生的主要发病原因之一。一般来说，持续骑车的时间应该控制在30分钟左右。如果是路途遥远的话，在骑车的途中应该适当地下车进行一些必要的活动或休息。还要注意适当调整车座的角度，车座不能过高，低于车把最为合适；也可以加上一些海绵垫，让你的车座变得柔软舒适，减少对前列腺的压迫与刺激，避免前列腺炎的发生。

男性青少年的身体正处于发育最快的阶段，骨骼内有机物的含量远远大于无机物的含量，过早地骑赛车，对体位和姿势有一定的要求，在这种强迫性要求的作用下，骨骼容易变形，造成弓背和脊柱侧弯等现象。另外，骑赛车时，体重通过窄小而坚硬的车座，反作用于会阴部的力较大，使会阴部受到挤压和摩擦，出现前列腺炎的症状。

调查证实，久坐工作、经常远程骑车或职业司机前列腺炎患病率明显增高。赵广明等统计318例慢性前列腺炎患者，汽车司机占总数的28.9%，占工人群体的46.9%。其病因可能有以下几个方面：

（1）久坐，前列腺长时间处于充血状态。

（2）冷热刺激，夏天驾驶室内闷热，会阴部长期在湿热的条件下容易使前列腺的充血加重，而冬天则由于驾驶室内寒冷刺激在所难免。

（3）工作流动性大，经常在外留宿，极个别患者因嫖宿而染上性病，而性病后前列腺炎的发病率明显增高。

做新郎，小心你的前列腺

性生活过度一般发生在性欲旺盛的青壮年男性身上。性欲是指在一定刺激下有进行性交的欲望，性欲达到一定程度时，即引起阴茎勃起。频繁的阴茎勃起，可引起前列腺及盆腔充血，出现类似前列腺炎的症状。性欲亢进及性生活过度是一个比较笼统的概念。所谓性欲亢进、性生活过度往往是主观的判断。

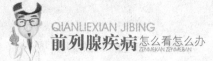

正常的性生活以主观感觉不疲劳为准则。

新婚男性由于刚刚步入婚姻的殿堂，新婚燕尔的两个人激情都比较高涨，很容易出现性生活过度频繁，纵欲过度。有研究表明，短期内进行持续多次性交的男性，患前列腺炎比例高达89.7%；性交控制射精，体外排精，性交中断等，也可引起前列腺充血、肿胀而诱发前列腺炎。

长期性生活过度频繁、忍精不射、性交中断、性交延长和手淫等都可造成盆腔充血及脊髓性中枢负担过重，久之，可引起早泄、性功能减退、不射精和前列腺炎等。而慢性前列腺炎、精囊炎在个别病例中，也可造成脊髓中枢功能紊乱而影响性功能。

过度手淫与前列腺疾病密不可分

对于那些还没有结婚的男性青年，手淫现象普遍存在。即使是已婚男性，个别人为了强调刺激，也存在手淫现象。就手淫而言，1夜数次遗精在医学上属于病理现象。研究发现，男性手淫现象与前列腺疾病的发生有很大的关系。过度频繁地手淫现象对你的身体会产生如下影响：

（1）手淫会加重心理负担，担心会引起其他疾病，这也使身体越来越虚弱，不易恢复。

（2）据调查，手淫也会让人上瘾，习惯性手淫者戒除困难。

（3）频繁手淫对前列腺有一定影响，易造成前列腺充血过度，严重破坏前列腺的分泌排泄功能。这也是诱发前列腺炎的原因之一。

（4）性功能障碍的引发其实质上也和频繁手淫有一定的联系，这会对患者造成严重的心理负担，为其增添新的烦恼。

（5）手淫次数和患者的年龄、体质、环境以及个人毅力等多方面的因素都有关系。一般来讲，未结婚的男性青年每1~2周会有1次手淫的现象，这属于正常性行为，不必过分担心会引起前列腺炎等疾病。

（6）手淫者要注意卫生，尤其是尿道外口要保持清洁，以免引起尿道炎。

心理因素不良，让前列腺疾病有机可乘

心理因素是心身疾病的主要致病因素之一，凡是主客观不适应或个人的愿望、要求等受到阻抑而引起的心理矛盾和冲突，都可能成为致病因素。但这些心理因素能否致病，一方面取决于这些刺激的强度、频度和时限；另一方面取决于个人对该刺激的敏感性和耐受性。另外，身体疾病本身可以作为一种心理刺激因素，加重或诱发心身疾病，形成恶性循环。这就是中医"因郁致病"、"因病致郁"的观点。现代心身医学研究证明，社会心理因素的刺激超出机体耐受阈值，导致免疫系统与激素分泌系统功能异常，神经调节功能失衡，作用于靶器官产生病理变化。最先崩溃的是个体平时最虚弱的器官组织，这些薄弱的器官组织和靶器官产生各种病理变化，并与心理因素交叉作用，形成心身疾病。疾病一经形成又成为新的刺激源，加之人格缺陷使机体敏感性增加，从而加重心身疾病的病理过程，这就是心理疗法治疗心身疾病的依据所在。

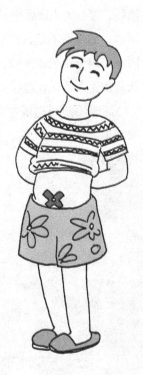

经常熬夜易得前列腺疾病

人的一生约1/3时间是在睡眠中度过的，睡眠直接关系到人的生存质量和生活质量。长期睡眠障碍，将导致人体生理功能紊乱。

对健康人来讲，上床30分钟内即能入睡，整夜不醒或醒1次，不是间断多醒或早醒；不梦或少梦，不是噩梦；睡眠深沉，不是似睡非睡，或易受环境干扰、惊醒。这是对睡眠质量的要求。对于睡眠时间，只要保证次日不困倦、疲乏，不影响工作、学习即可。如果打乱了人的睡眠生物钟，会使大脑功能

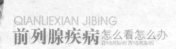

发生障碍，使理解能力及工作效率下降。

医学专家指出，有为数不少的高血压病患者和心脏病患者是由于睡眠不好引起的。常言道，早睡早起身体好。睡眠是最彻底的休息，白天工作造成机体消耗，要靠晚上睡眠来补充。有人报道，内分泌激素的25%～35%是在睡眠时分泌的，如睡眠不足，夜生活过度，长期晚睡迟起床的人，改变了正常生物钟，破坏了内分泌代谢规律，激素合成不足，造成免疫功能低下，必然影响健康，从而加速人的衰老进程。

睡眠不足可造成心理及神经系统紊乱，导致头痛、头晕、情绪不稳、食欲减退、焦虑、忧郁、神经官能症、消化性溃疡、高血压、糖尿病和心脑血管疾病等。

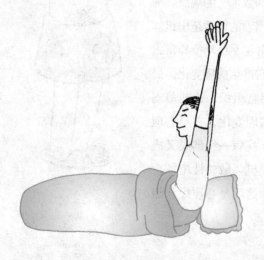

根据有关资料调查显示，男性的睾丸激素水平低虽然与健康状况不佳和精力关联度不紧密，但很可能也是由睡眠不足造成的。缺觉会极大降低健康男青年的睾丸激素水平。

医学专家做了这样一个实验，找到了几个成年男子，让他们在实验室里连续1周每晚只睡不到5小时，1周之后将这些男子的睾丸激素水平与他们睡眠充足时的水平进行比较，结果显示明显睾丸激素水平偏低。其实睾丸激素水平过低对男性青年的身体会带来诸多的负面影响，而且这些影响不仅仅局限于性行为和生育方面。睾丸激素对积聚体力、增加肌肉质量和增强骨密度都起着至关重要的作用。

据调查显示，在美国，有将近15%的成年劳动者每晚的睡眠时间不足5小时，这对他们的身体造成了许多不利影响。这项研究还发现，缺觉对男青年激素水平的影响与男性变老10～15岁所带来的影响一样。

研究人员越来越认识到睡眠时间短、睡眠质量低会造成内分泌失调。

成年男性每长1岁，睾丸激素的水平就会下降1%～2%。睾丸激素水平降低的结果造成的影响就是体力不足、性欲降低、注意力不集中和疲劳。

睡眠对人体功能的调节作用也尤其重要。当人体长期得不到充足的睡眠或睡眠质量不佳的话，就不能起到对身体功能的恢复作用，久而久之，人体的功能就会遭到破坏，对于男性来说，极易发生在他们身上的就是前列腺疾病。

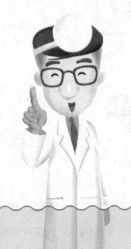

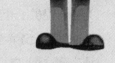

第二章

前列腺到底是什么

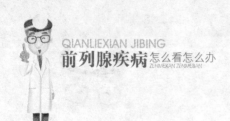
前列腺，男性的生命腺

前列腺，被称为男性的"生命腺"。它作为一种男性特有的性腺器官，对于这个称号确也名副其实。从男性开始进入青春期开始，前列腺的"生活"也变得丰富多彩起来。它会随着雄激素分泌的增多开始活跃，分泌出的液体既为精子提供了养分，又起到了润滑的作用。在它和精阜的共同努力下，男性对性的欲望会逐渐觉醒。待男性身体和心理真正达到成熟后，前列腺便成为了保证夫妻之间"性福"必不可少的利器，这时，前列腺也会达到发育的鼎盛时期，这种鼎盛之势，可以一直持续几十年。然而在50岁之后，前列腺又要开始"变身"了，正常的情况下，它会随着人体的衰老而逐渐萎缩成鹌鹑蛋大小的模样。当然，一些病态的前列腺也会在此时作怪，它们有的像鸡蛋大小，有的甚至像个小柚子。同时，男性种种的烦恼也会接踵而来，尿痛、尿频、尿不尽……诸多的迹象都在表明：你的前列腺，真的出问题了。

栗子一样的前列腺

前列腺的一生也是在不断变化的，当男子处于幼年和少年时期，前列腺就如同一枚杏核那样大。随着男性年龄的逐渐增长，身体的各个器官逐渐发育成熟，前列腺也就不断地发生相应的变化。当男性达到成年以后，前列腺也达到了它的成长发育最完善的阶段，这时候的它看起来就像是一个尖儿朝下的栗子，为此，人们也将其形象地比喻成"栗子"。

"栗子"上端是前列腺底，比较宽大，紧挨着膀胱颈；下端因为尖细而被称为前列腺尖，位于尿生殖膈上；中间的部分被称为前列腺体；在腺体后面的中间位置有一纵行的浅沟，被称为前列腺沟。

前列腺不仅外形像极了栗子，它的构造也和栗子有些相似。在前列腺的表面覆盖着一层被膜，这层被膜的作用很特殊，虽不像栗子壳那样坚硬，却拥有较多的弹性纤维和平滑肌。这些弹性纤维和平滑肌可不容小觑，因为它们可以伸入到前列腺的内部，要知道，前列腺的支架正是由这些弹性纤维和平滑肌组成的。而在前列腺中，位居"正宫"的是复管泡状腺，小小的前列腺体里含有几十个复管泡状腺，它们当之无愧地成为了前列腺的主体。现在中西医一般认为，可以将前列腺分成5个叶，分别是前叶、中叶、后叶和两侧叶。中叶正好位于尿道和射精管之间，这样"尴尬"的位置使其责任变得异常重大。

前列腺的生理功能

前列腺作为男性的生命腺，担负着很重要的责任，具有很强大的生理功能，为男人的一生提供服务。前列腺所具有的生理功能如下：

1. 具有外分泌功能

前列腺是男性最大的附属性腺，亦属人体外分泌腺之一。它所分泌前列腺液，是精液的重要组成成分，对精子正常的功能具有重要作用，对生育非常重要。前列腺液的分泌受雄激素的调控。

2. 具有内分泌功能

前列腺内含有丰富的5α-还原酶，可将睾酮转化为更有生理活性的双氢睾酮。双氢睾酮在良性前列腺增生症的发病过程中起重要作用。通过阻断5α还原酶，可减少双氢睾酮的产生，使增生的前列腺组织萎缩。

3. 具有控制排尿的功能

前列腺包绕尿道，贴近膀胱颈，构成了近端尿道壁，其环状平滑肌纤维围绕尿道前列腺部，参与构成尿道内括约肌。出现排尿冲动时，伴随着逼尿肌的收缩，内括约肌则松弛，使排尿顺利进行。

4. 具有运输功能

前列腺实质内有尿道和2条射精管穿过。当射精时，前列腺和精囊腺的肌肉收缩，可将输精管和精囊腺中的内容物经射精管压入后尿道，进而排出体外。

综上所述，前列腺具有四项重要的功能，在人体内发挥了重要作用。

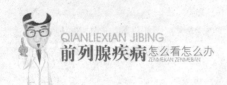

什么是前列腺液

前列腺液是前列腺的分泌物。正常情况下较为稀薄，呈无色或淡乳白色液体，有蛋白光泽，呈弱酸性，pH为6.4～6.7。前列腺液的分泌受雄激素的控制，每日分泌量一般为0.5～2毫升。前列腺液是精液的重要组成部分，占每次射精量的1/10～1/3。

前列腺液中蛋白质的含量很少，主要含有高浓度的锌离子、酸性磷酸酶、蛋白水解酶、纤维蛋白酶等。其中，蛋白水解酶和纤维蛋白酶有促进精液液化的作用，而检测酸性磷酸酶，可帮助判断前列腺功能及有无癌变。

在显微镜下观察，可看到前列腺液中有如下成分：

（1）卵磷脂小体在前列腺液中分布均匀，为圆球形小体，大小不一，折光性强，数目较多。

（2）血细胞包括白细胞和红细胞。正常情况下每高倍视野中的白细胞小于10个，且各自分散，不成堆聚集，不成串。红细胞偶见。

（3）前列腺液中偶有一些上皮细胞、精子及淀粉颗粒等。

前列腺的血液供应

前列腺的血液供应主要通过3支动脉，它们分别是膀胱下动脉、阴部内动脉和直肠下动脉。其中，膀胱下动脉是前列腺的主要血液供应来源。

膀胱下动脉来源于髂内动脉。膀胱下动脉有2个分支，即前列腺被膜动脉和尿道前列腺动脉。前列腺被膜和腺体外侧部大部分，约相当于前列腺外腺组织的血供，主要由前列腺被膜动脉承担；尿道周围的腺体组织和前列腺深部组织，约相当于内腺组织的血供，主要由尿道前列腺动脉供给。

值得说明的是，膀胱下动脉的2个分支，即前列腺被膜动脉和尿道前列腺动脉，分别由前列腺侧面5点和7点部位进入腺体，手术治疗时应特别注意这两处的出血情况。当前列腺增生时，增生的前列腺组织的血液主要由尿道前列腺动脉供应。

前列腺与尿道的关系

前列腺属于男性生殖系统，尿道属于泌尿系统，两者似乎并不相关。但由于男性泌尿生殖器官的解剖位置十分贴近，所以，两者的关系十分密切。

我们知道，前列腺位于膀胱之下，尿生殖膈之上，尿道从前列腺中央穿过，前列腺包绕于尿道周围。被前列腺包绕的这段尿道称为尿道前列腺部，它起自膀胱颈，直达尿生殖膈，平均长度约为3厘米。这段尿道从底至尖贯穿整个前列腺，位于前列腺实质内，两端稍窄，中部增宽，是男性尿道管径最大处。

在尿道前列腺部的后壁上，其正中线为一纵行的隆起，称为尿道嵴。尿道嵴的中部突起膨大成圆丘，称为精阜。精阜的中央有一圆形或细长的纵裂状小孔，叫前列腺囊。前列腺囊的下方为两个射精管开口处。尿道嵴两侧的沟，称为前列腺窦，有许多前列腺排泄管的开口，前列腺液可由此排入尿道。

前列腺增生时，增大的前列腺可压迫尿道前列腺部，使之迂曲、狭窄、延长，导致排尿困难。前列腺发生炎症时，常常合并尿道前列腺部发炎。同样，尿道前列腺部的疾患也可能影响到前列腺。

所以，无论从解剖、生理还是病理的角度看，前列腺和尿道都有密切的关系。

前列腺与中医脏腑的关系

前列腺不仅与尿道周围的各个系统有着密切的关系，它和人体内部器官也有一定的联系。例如，肾、肝、肺、脾、心、三焦等。

1. 前列腺与肾的关系

前列腺所藏之精，属肾精的重要组成部分，只有肾精充足，前列腺才有所藏。其实，就前列腺化藏阴精功能与其自身结构的发育，均有赖于肾气的激发和推动，特别是由肾所化的天癸物质的促进。生殖器官的发育，全赖于天癸。天癸是肾中精气充盈到一定程度时的产物，具有促进前列腺发育而致成熟的生

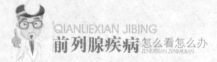

理效应。因此，在天癸的促发下，男性生殖器官逐渐成熟，前列腺的分泌功能具备，为精子能顺利进入卵泡细胞完成受精准备了条件。反之，进入老年，由于肾中精气的衰少，天癸也随之衰竭，这也是男性进入老年后不能生育的根本原因。

2. 前列腺与肝的关系

肝藏血而主疏泄，前列腺排泄精液的作用有赖于肝的功能正常。只有在肝气条达、气机舒畅的情况下，天癸的节律有致，心神的制约有度，人们才能保持正常的性欲，精液的排泄才能正常。如肝失疏泄、气机不畅，就可导致天癸的节律紊乱，心神的制约失常，精液的排泄失度。

3. 前列腺与肺的关系

肺对水液的代谢起着重要作用。前列腺排泄尿液的作用有赖于肺的宣发肃降和通调水道的功效。因此，各种原因引起的肺失宣肃，一定会导致人体内水道的不畅，从而影响前列腺启闭作用，使小便不利，甚至还会产生癃闭。

4. 前列腺与脾的关系

脾为后天之本，气血生化的源泉。前列腺藏化精液的功能有赖于脾的充养。同时，脾又主运化，其对水液的代谢亦起着重要作用，脾机运转，水津四布，尿液排泄正常。反之，若脾机不转，聚而生湿化痰，流注下焦，则可见尿中滴白、小便不利、前列腺肥大等。

5. 前列腺与心的关系

心在五行中属火，与小肠的功能互相影响。正常情况下，心火不亢，小肠泌别清浊功能正常，则小便通利。若男子五志过极，心火亢盛，或过食辛辣厚味，或恣食壮阳补品，使心火独亢，下移小肠，传于前列腺，每每导致小便灼热疼痛，点滴难下等。

6. 前列腺与三焦的关系

三焦是水液能够通畅运行的道路，在《黄帝内经·素问》的《灵兰秘典论》中有记载说："三焦者，决渎之官，水道出焉。"决，就是疏通的意思，渎，就是沟渠，也就是形象地将其称为下水道。决渎，在这里的意思就是疏通水道。也就是说，三焦有疏通水道、运行水液的作用，是水液升降出入的道路。男性全身的水液代谢是由肺、脾、肾、膀胱和前列腺共同作用而完成的，但必须以三焦为通道，才能正常地升降出入。若各种原因导致三焦的水道不够通利，导致前列腺收缩无力，影响膀胱气化，则导致水液排泄异常。

前列腺与经络的关系

前列腺可归属于中医"肾"的范畴，而肾在经络上主要与冲、任、督三脉关系密切。任、督、冲三脉同起于少腹肾下胞中，经会阴而"一源三歧"，分别主管阴阳和气血，特别是督脉的联络，将脑、脊髓、肾连为一体，这就为肾化藏阴精、促进孕育生殖奠定了基础。

同时，由于肾（前列腺）与三经的密切关系，所以前列腺疾病的临床表现也多与此三经的循行路线有关。如此三经均经会阴，故前列腺疾病生殖器周围的症状特别多，其疼痛也可经经络放射至会阴、小腹、少腹、胸中、腰部、大腿等处。由于督脉络脑、贯心、经头顶等，因此，前列腺疾病多见头痛、头晕、失眠、健忘、心烦、急躁、易怒等。因该三经所主为一身之阴阳气血，故前列腺疾病多见全身阴阳气血失调的表现。

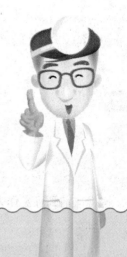

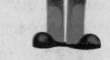

第三章
Chapter 3

教你认识前列腺疾病

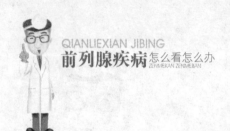

前列腺炎有何特点

前列腺炎作为男性的常见病症，它在临床上的几种表现特征不可不知，具体如下：

（1）急性细菌性前列腺炎有明显尿道感染及全身急性脓毒性病变症状和体征，属突发性、发热性疾病。急性细菌性前列腺炎的病原体与尿道分泌物中分离出的病原微生物常为同一病原生物体，可有明显的排尿障碍。急性细菌性前列腺炎为一种自限性疾病。

（2）慢性细菌性前列腺炎自发病初起即为慢性，尽管经数个抗菌疗程治疗，前列腺液中仍持续存在病原体，该病原体引起尿路感染反复发作。男性下尿路细菌定性培养呈阳性，前列腺液中含有大量炎性细胞，即白细胞和含有脂肪的巨噬细胞。

（3）炎症性慢性盆腔疼痛综合征及炎症性慢性非细菌性前列腺炎无尿道感染史，并且男性下尿路细菌定性培养呈阴性，只是精液、前列腺液（EPS）以及前列腺按摩后尿液中含有大量白细胞，每高倍视野中多于10个。因为没有感染原因可以被证实，这种综合征被称为炎症性慢性盆腔疼痛综合征。

（4）非炎症性慢性盆腔疼痛综合征患者不仅无尿路感染，前列腺液培养呈阴性，而且前列腺按摩后尿液中没有过多的白细胞。排尿不爽，以最大尿流率轻度受损、平均尿流率时间明显延长为特征。

（5）无症状性前列腺炎患者没有主观症状，只是体检时前列腺液或前列腺按摩后尿液标本、精液以及前列腺组织活检标本中偶然发现白细胞明显增高，达到炎症性前列腺炎的诊断标准，前列腺虽有炎症，但是患者却无任何相关症状。

前列腺炎的分类及病因

前列腺炎是一种男性多发病症，随着近年来发病率的不断升高，也越来越受到人们的重视。通过多年的临床观察，对其具体的分类和发病原因进行了总结。

1. 细菌性前列腺炎

（1）急性细菌性前列腺炎　大肠埃希菌、链球菌、金黄色葡萄球菌、类白喉杆菌、铜绿假单胞菌（绿脓杆菌）、变形杆菌、克雷伯杆菌为该病的主要致病菌。其中，最容易引起急性细菌性前列腺炎的致病菌是大肠埃希菌，约占80%，其次是产气杆菌、变形杆菌等其他一些细菌，约占20%。

1）急性细菌性前列腺炎的主要病因有：

①淋菌性尿道炎时，细菌经前列腺管进入前列腺体内引起炎症。

②前列腺增生和结石使前列腺部尿道变形、弯曲、充血，失去对非致病菌的免疫力而引发前列腺炎。

③尿道器械应用时带入细菌或上尿路炎症细菌下行，导致前列腺感染。

④与此同时，疲劳、感冒、受凉、过度饮酒、性生活不正常、会阴损伤及痔疮内注射药物往往都成为急性细菌性前列腺炎的诱发因素。

2）急性细菌性前列腺炎的病理表现：

在病理上，急性细菌性前列腺炎表现为遍及全腺体的炎症，腺体及基质内均有大量中性粒细胞浸润，可发生局限性坏死并形成脓肿。根据急性细菌性前列腺炎的发展，病理可分为三期：

①充血期：前列腺腺泡及后尿道充血、水肿，中性粒细胞浸润，腺管内的脱屑及细胞碎片凝结成块，表现为部分或整个腺体的炎症反应。

②小泡期：腺管内及基质充血、水肿更明显，有淋巴细胞、浆细胞及巨噬细胞浸润，可形成微小的脓肿。

③实质期：微小脓肿侵入实质及周围基质，可融合形成大的脓肿。

（2）慢性细菌性前列腺炎　慢性细菌性前列腺炎的发病原因，目前能够明确的有以下几种：

①急性炎症病变严重或未予彻底治疗而转为慢性细菌性前列腺炎。

②急性尿路感染未治愈而蔓延为慢性细菌性前列腺炎。

③邻近病变经淋巴途径蔓延至前列腺，发生慢性细菌性前列腺炎。

④性交过频、前列腺充血、下尿路梗阻或炎症、会阴及尿道损伤后诱发慢性细菌性前列腺炎。

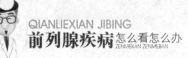
⑤全身其他部位病灶经血行感染影响前列腺而导致慢性细菌性前列腺炎。

⑥其他原因如前列腺增生和前列腺肿瘤时也可合并感染。

其中，尿道炎直接蔓延是引起慢性细菌性前列腺炎的主要途径。在病理上，慢性细菌性前列腺炎表现为慢性局限性病变，多见于一条腺管或一部分腺泡发生炎症改变。与急性前列腺炎相比，炎症反应较轻，常无特异性改变，可见管腔扩大，内有白细胞及其分泌物。基质内可见散在的中性粒细胞、淋巴细胞、浆细胞浸润。前列腺管腔内可找到前列腺结石，主要成分为磷灰石，结石中心可有细菌。

2. 非细菌性前列腺炎

（1）非细菌性前列腺炎的发病原因　非细菌性前列腺炎发病率较高，约占前列腺炎的90%，但病因不明。近年来研究表明，非细菌性前列腺炎是由于诸多因素，如日常生活习惯、行为、饮食等单一或联合造成的。

①不规律的性生活。有节制、有规律的性生活或适度的手淫，定期排放前列腺液，可以缓解前列腺的胀满感，促进前列腺液的不断更新，有助于前列腺功能的正常发挥和前列腺功能异常患者的康复。但过度的性生活容易使前列腺组织出现功能紊乱，造成前列腺主动或被动充血，这常常也是前列腺组织损伤与前列腺炎的诱发因素，并可使已经患有前列腺炎的患者治疗效果大打折扣。

②酗酒和食用大量辛辣食物。辛辣食品不是前列腺炎的直接病因，但是酒类、辣椒等辛辣食品对前列腺和尿道具有刺激作用，食用后可出现短暂的或伴随排尿过程的尿道不适或灼热症状，并且能够引起前列腺的血管扩张、水肿或导致前列腺的抵抗力降低，但也并不是所有食用者都发生前列腺炎。我国北方地区气候严寒，人们喜欢饮用烈酒，而一些地区居民喜欢食用辣椒，也未见前列腺炎较其他地区高发，关键是要掌握一个"度"的问题，并且对具体的个人要遵循个体化的原则。

③久坐或长时间骑车。这时，血液循环变慢，尤其是会阴部的血液循环变慢，长时间久坐不动等可以造成对前列腺的直接压迫而导致前列腺充血，使局部的代谢产物堆积，前列腺的腺管阻塞，前列腺液的排泄困难，导致慢性前列腺炎的发生。值得注意的是，骑自行车、骑摩托车、骑马等骑跨动作与久坐的道理是一样的。

④天气骤冷或不注意保暖。局部温暖的环境，可使前列腺和精道内的压力

减少，平滑肌纤维松弛，减少出口的阻力，使前列腺的引流通畅。保暖还可以减少肌肉组织的收缩，改善机体组织的含氧量，充血水肿状态容易得到恢复。受凉后，人体处于应激状态，使尿道内压增加，妨碍前列腺液的排泄，产生瘀积而充血。受凉后还可以削弱局部的抗感染免疫功能，使感染容易发生。

⑤尿液刺激。医学上称尿液刺激为化学因素。尿液中含有多种化学物质，当患者局部神经内分泌失调，引起后尿道压力过高、前列腺管开口处损伤时，就会使尿酸等刺激性化学物质反流进入前列腺内，诱发非细菌性前列腺炎。

⑥焦虑、抑郁、恐惧。专家发现，50%的非细菌性前列腺炎患者有焦虑、抑郁、恐惧、悲观等精神过度紧张的症状。而伴有疼痛及神经衰弱的前列腺炎患者常常过于夸大躯体的不适和疼痛，自觉症状往往大于实际病情，这种情况被称为"紧张性前列腺炎"。而心理因素又与年龄的大小有关，年轻患者精神负担明显重于年龄大的患者，这种情况往往直接影响到药物治疗的效果。

⑦免疫性因素、过敏反应。研究表明，非细菌性前列腺炎与自身免疫因素有一定关系。有专家曾在一些关节炎患者的体内发现"抗前列腺抗体"的存在。这类患者往往是因先天或后天免疫缺陷而产生"抗前列腺抗体"，从而导致前列腺组织损伤的。如果患者经过检查没有发现细菌、病毒、支原体感染的证据，可考虑免疫性因素的存在。临床研究发现，对某种病毒的过敏反应也可导致炎症，特别是某些机体抵抗力低下的患者，对病毒的敏感性较高，易诱发非细菌性前列腺炎。

（2）非细菌性前列腺炎的病理表现　从病理学角度来看，由于病情轻重不一，病程长短不同，患病后的前列腺变化也有差异。一般来说，非细菌性前列腺炎的病理表现是非特异性的，炎症反应比较局限且不明显。前列腺腺泡内及其周围有不同程度的浆细胞、巨噬细胞和区域性淋巴细胞聚集，腺叶中纤维组织增生明显。部分患者因腺管被脓性物及脱落的上皮细胞阻塞，炎性前列腺液因引流不畅而潴留，腺泡继而扩张，分泌前列腺液的功能减退。同时，盆底肌群（提肛肌、梨状肌等）功能紊乱，进一步引起前列腺内尿液逆流，直肠指诊触及前列腺时有柔韧感。如果前列腺纤维化较重，腺体可萎缩，且可延及后尿道，使膀胱颈硬化，造成尿流细慢。精囊及输精管壶腹同时也有慢性炎症变化，壁层增厚，周围有纤维组织增生。

（3）慢性非细菌性前列腺炎　慢性非细菌性前列腺炎的病因、发病机制及

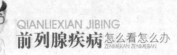
其病理生理过程十分复杂，其发病原因主要有以下几个方面：

①功能性排尿异常与前列腺炎相关的疼痛和排尿症状，可能系机械性或功能性下尿路梗阻所致。这种梗阻可以是尿道狭窄、膀胱颈部的梗阻、逼尿肌与括约肌不协调，或是下尿路功能性排尿异常所致。

②化学性前列腺损伤尿液及其代谢产物（如尿酸）反流至前列腺管或腺泡，可导致前列腺炎症，造成化学性前列腺炎。研究也已证实，一些前列腺炎患者存在着尿液前列腺管内反流现象。

③感染因素。从前列腺炎患者的前列腺液中已培养出各种各样的细菌及致病微生物，目前认为较肯定的前列腺炎致病菌为革兰阴性的尿路致病菌，如大肠埃希菌、克雷伯杆菌、假单胞菌等，可能与前列腺炎发病有关的革兰阳性菌，如金黄色葡萄球菌。衣原体、支原体、病毒、滴虫等也可引起前列腺炎。

另外，一些难以培养的致病微生物如病毒、细菌壁缺陷菌等，也可能与前列腺炎的发病有关，而白喉杆菌、乳酸杆菌、棒状杆菌等并非前列腺炎的致病菌。

④自身免疫因素。一些慢性前列腺炎患者前列腺内存在着免疫反应现象，如可以检测到抗体、免疫球蛋白增加等。因此，有人认为慢性前列腺炎的发生，可能与某些未知抗原引起的免疫性炎症反应或自体免疫反应有关。

⑤神经肌肉因素。前列腺炎的发生可能与神经肌肉因素有关，一些慢性前列腺炎患者盆部及会阴部的疼痛症状，可能是盆底肌肉痉挛的结果，而与前列腺本身无关。

前列腺炎的发病表现

急性细菌性前列腺炎的症状一般较为典型，多发生于青壮年，患者主要表现为：

（1）疼痛。下腹部、盆腔部及会阴部疼痛。

（2）尿路刺激症状。尿频、尿急、尿痛以及排尿困难等症状，甚至出现尿潴留，部分患者可出现肉眼血尿。

（3）明显的全身症状。高热、寒战、恶心、呕吐、关节酸痛等，严重者可出现败血症的征象等。

（4）直肠症状。大便急、排便时疼痛，大便时尿道滴白。

（5）性欲减退，性交疼痛，直肠指诊前列腺呈现肿胀，很柔软并发热，松软的前列腺部分或全部硬化。前列腺液不正常，为稠厚脓性分泌物，显微镜下见大量白细胞、巨噬细胞和脂肪滴，培养见大量致病菌。

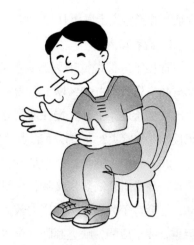

前列腺炎的感染途径有哪些

许多男性认为自己已经很注意平时的卫生了，为什么还会得前列腺炎呢？到底前列腺炎的感染途径有哪些？医学上给出了如下的解释：

（1）血行感染　从体内某一病灶以小脓栓的形式经血行播散至前列腺。常继发于皮肤、扁桃体、龋病（龋齿）、肠道或呼吸道急性感染等，通过急性传染性菌血症而引起前列腺炎。

（2）淋巴感染　常因下尿路、直肠、结肠等邻近器官的炎症，通过淋巴管扩散而引起前列腺炎，此情况较为少见。

（3）直接蔓延　这是最常见的感染途径。泌尿系的感染可通过前列腺腺管逆行至腺体，引起急性或慢性前列腺炎。

另外，任何引起前列腺充血、有利于细菌繁殖的情况，均可经尿道直接蔓延至前列腺。例如，前列腺结石和增生有利于细菌繁殖，以及性欲过度、手淫、尿道器械检查、会阴部损伤等，均可经尿道直接感染前列腺。

慢性前列腺炎偏爱哪些人

随着慢性前列腺炎的发病率不断上升，发病人群也趋于年轻化。近年来慢

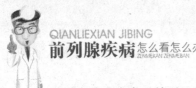
性前列腺炎多发于以下几种人群。

1. 青壮年人群

青壮年人群慢性前列腺炎与年龄有着密切的关系。流行病学资料显示，26～40岁患者约占60%以上，为慢性前列腺炎的易发年龄。且25岁以下的患者所占比例正逐年上升，慢性前列腺炎有发病低龄化的趋势。26～40岁为什么易患慢性前列腺炎？25岁以下的患者又为何逐年增多呢？

26～40岁年龄段，特别是25岁左右的人性活动频繁（包括手淫等）；喜食辛辣，经常进食高热量食物，大量饮酒尤其是高度酒，长期久坐，缺少体育活动；社会竞争激烈，工作压力较大，精神高度紧张；生活工作环境不良，过度劳累，疲于应酬，缺乏睡眠。全身及泌尿生殖系统疾病，如包皮龟头炎、尿道炎未及时治疗，不注意局部卫生等。这些因素均能导致前列腺的慢性充血、免疫功能低下或受到病原微生物的侵袭而引起慢性前列腺炎。

25岁以下青年患者增多，是由于随着人民生活水平提高，青少年性成熟较早，加上受色情小说、淫秽影视的诱惑，反复性冲动和长期忍精憋精，造成前列腺长期充血所致。

2. 青少年人群

由于前列腺是男性生殖系统的附属性腺，一般来说，慢性前列腺炎多发生于已婚的青壮年。但是，这也并不排除十七八岁的男孩患前列腺炎的可能。在青少年中，不良的手淫习惯可能是其患病的重要原因之一。慢性前列腺炎亦可继发于急性前列腺炎，或不明原因所致。可伴发慢性尿路感染，特别是慢性肾盂肾炎，同时有膀胱刺激症状。

十七八岁的男孩患了慢性前列腺炎，表现为特殊的局限性症状。许多人是因遗尿到医院检查小便才发现异常的，患者主诉以尿频最为常见，也可伴有终末尿痛及血尿，同时可有排尿困难。与成年人比较，很少有腰腹及会阴等部位反射性疼痛。

青少年出现以上症状时，要考虑到慢性前列腺炎的可能性，可做直肠指诊，前列腺常有增大或变硬，精囊也可触及，前列腺液可能很少，亦可在按摩后取尿液2～3毫升做检查，如发现脓细胞则可诊断，亦可做尿细菌培养或在尿涂片中找细菌。在年龄较大的青少年中，前列腺液亦可见到脓细胞。

如果发现前列腺炎是由于习惯性手淫所致，应设法鼓励他们逐渐减少手淫次数，并同时使用抗生素控制感染。亦可采用中药，治疗原则以活血化瘀为主，可选用前列健、丹蒲颗粒治疗。

3. 职业性人群

慢性前列腺炎更偏爱什么职业的人群，以及这些人群有什么样的职业特征呢？各地统计的资料不尽相同，以工人、老板、司机、干部、个体工商户、营销员、服务人员、外地打工者等人群为主。

这些人群由于其行业特征不同、职业特点有别，其发病的主要原因也不尽相同。但大量饮酒、过食辛辣之品是其共同的重要致病因素。除上述因素外，工人患病多与长时间、长距离骑自行车和不同工种的工作环境及竞争压力大等相关；干部患病则与久坐、缺乏相应的体育锻炼等相关；老板、个体工商业者患病与激烈的市场竞争相关；司机患病则与久坐、饮水不足、憋尿、精神高度紧张等相关。

这些不同职业的人群，也有许多是因为不注意个人卫生，如便前不洗手、喜泡浴池、浴盆，或有不洁性生活等引起的。

慢性前列腺炎有哪些危害

近年来，通过对慢性前列腺炎进行的大量流行病学调查发现，慢性前列腺炎对患者的生活质量影响很大。比较而言，慢性前列腺炎对患者生活质量的影响甚于前列腺增生，而与前列腺癌、冠心病相似。慢性前列腺炎是影响身心健康的一个重要因素，近年来引起全世界医疗界的重视，建立了国际性的合作组织，对慢性前列腺炎的研究方兴未艾。

然而，我国的情况往往是过分地宣传了慢性前列腺炎的危害。目前的社会处于信息时代，即使患者获得疾病有关知识的途径众多，但终究未接受过医学知识的系统教育，所以很难辨认信息的真伪。

许多有关前列腺炎的宣传有意或无意地夸大了慢性前列腺炎对身体的影响，造成了患者的担忧、焦虑、恐惧乃至对生活失去信心，这种心理影响对身体造成的危害远甚于疾病本身。

慢性前列腺炎的具体危害有以下几个方面：

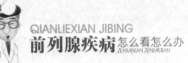
（1）对性功能的影响　目前并不能确定前列腺炎是否会引起阳痿，慢性前列腺炎不会直接损伤阴茎勃起的神经血管功能，而患者的阳痿主要是心理性的。慢性前列腺炎可能会引起早泄，但早泄的病因繁多，不能因为早泄就将其归咎于慢性前列腺炎。

（2）对生育的影响　慢性前列腺炎确实可能对生育产生影响，但从临床病例看，大多数的慢性前列腺炎的患者生育能力是正常的，少数患者虽然同时合并不育，但应认识到，引起不育的原因很多，如过分强调慢性前列腺炎，往往会忽略其他原因，从而延误治疗时机，也可能不必要地加重了患者对本病的恐惧感。

（3）慢性细菌性前列腺炎作为一个潜在的感染灶，会引起尿路反复感染，也会引起精囊炎，应予以重视。

（4）慢性前列腺炎经久不愈，往往会引起一系列的精神症状，如全身乏力、失眠、多梦、容易疲劳、疑病、焦虑、抑郁等。

慢性前列腺炎会遗传吗

我们已经谈过慢性前列腺炎是成年男性的常见病，临床上常常会发现患者的家族中会有多位成员同时或相继患有慢性前列腺炎，例如，兄弟、父亲、叔叔、舅舅，甚至他们的爷爷年轻时也曾患有慢性前列腺炎。这些人非常关心家族中的其他成员，特别是他们未成年的孩子，将来会不会患慢性前列腺炎。假如家族中有患者经久不愈，会对他们产生很大的负面影响，一旦他们出现前列腺炎类似症状，就会引起很大的恐慌。那么，慢性前列腺炎会不会遗传？

前列腺炎的遗传学研究是前列腺炎病因学研究的新领域。有研究发现慢性前列腺炎有遗传易感性，即在基因研究中发现患者具有慢性前列腺炎易感的遗传位点，也就是说他们具有某些基因，因而容易患慢性前列腺炎，而这些基因是具有遗传性的。这似乎说明慢性前列腺炎是具有遗传性的。即使具有遗传易感性，也不是说一定会发病，只是说容易患病，还可受到其他许多因素的影响和制约。总的来说，目前的流行病学研究并没有发现慢性前列腺炎具有明显的遗传性，所以大多数学者认为慢性前列腺炎不具有遗传性。

那么，为什么有些家庭中会有多名患者呢？除了与慢性前列腺炎的高发病率有关以外，还与具有家庭倾向性的不良习惯有关。在一个家庭中，生活习惯、经济条件、生活环境等往往类似，比如，喜欢吃辛辣食物、酗酒、家族性的性习惯、与经济条件相关的营养健康状况等，而这些类似的因素都极有可能与慢性前列腺炎的发病有关。

中医怎样认识前列腺增生

正常人排尿的通畅，依赖于三焦气化的正常，而究其三焦之本，则源于肾所藏之精气。三焦气化主要依靠肺、脾、肾三脏来维持。在生理情况下，水液通过胃的受纳、脾的传输、肺的肃降而下达于肾，再通过肾的气化功能，使清者上归于肺而散布全身，浊者下达膀胱而排出体外。

中医无前列腺增生的病名，根据其临床表现，可归属中医"癃闭"的范畴。中医学认为，本病多为劳伤肾精、感受外邪或内外因素交织，以致三焦水液的运行及气化失常而发生。例如，肺失肃降，不能通调水道下注膀胱；脾失传输，不能升清降浊；肾的气化功能失常，则开阖不利。此外，肝郁气滞，血瘀阻塞等，皆可影响三焦气化而导致癃闭。

由此可见，本病病位在膀胱，而其根本在肾，又与肺、脾、肝紧密相关。现将本病的病因病机分述如下：

（1）中气不足。过度劳累，饮食不节，易伤中焦脾胃之气。脾胃湿热不解，则下注膀胱而使其为湿热所阻，致气化不利，小便不能正常渗泄而发生癃闭；或中焦气虚，致清气不能上升，浊阴难以下降，小便因而不利。

（2）肾元亏虚。年老体弱或久病体虚，肾阳亏损，不能蒸化水液，以致膀胱气化无权；或因下焦积热，日久不愈，津液耗损，导致肾阴虚损，累及膀胱，气化失常而发生本病。

（3）肺热气壅。邪热犯肺，津液为燥热所炼，肺气不能宣布，失去通调水道下输膀胱的功能，以致上、下焦均为热邪闭阻，形成癃闭。

（4）湿热下注。湿热内蕴，下注膀胱，致使膀胱气化不利，小便不通，而成癃闭。

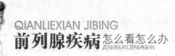
（5）肝郁气滞。七情失调，肝气郁结，疏泄不及，从而影响三焦水液的运行及气化功能，致使不能通调水道，形成癃闭。

（6）尿道阻塞瘀血。败精滞留不去，凝结为块，阻塞水道，小便难出，久之形成癃闭。

前列腺增生有哪些症状

前列腺疾病的分类很多，前列腺增生就是其中一种，也是其中的常见病之一，它最主要的临床表现有以下几种：

1. 早期症状

（1）尿频是前列腺增生的早期信号，最明显的早期迹象为夜尿次数增加，且随着尿路梗阻的进展而逐渐增多。

（2）排尿后尿道内有隐痛，或尿后淋漓、残尿滴出，或下腹部不适。这些均不属于正常人排尿后的生理感觉。

（3）由于排尿能力减弱，尿线变细。腺体增生时，尿道口边缘不整齐，严重影响了尿线射程。

（4）尿道发生梗阻，尿液排泄的阻力就会增加，必须用力增加腹压，方能克服排尿阻力，因此排尿费力。

（5）有些患者由于前列腺充血或前列腺内血管扩张，血管破裂出血，此时可见血尿。有些患者由于尿路梗阻，尿流阻滞，容易并发尿路感染，则可出现脓尿。

（6）后尿道不适和会阴部压迫感，皆由前列腺增生、后尿道受刺激所致。

2. 中期症状

（1）由于膀胱容量相对减少，每次排尿量减少，以致尿频加重。

（2）排尿困难症状明显，并逐渐加重。

（3）排尿时间延长，尿线细，同时出现尿线中断现象。

（4）出现了残余尿，一般为50~100毫升。每遇过劳、便秘、房事、上呼吸道感染等诱因，可出现急性尿潴留，但程度轻，持续时间短。

（5）排尿终末时易出现血尿，残余尿多，易感染，排尿痛症状明显，但一般状态尚好。

3．晚期症状

（1）尿频症状加重，排尿次数增多，以夜尿最为明显。如合并感染或结石，则出现尿痛和尿急。

（2）排尿困难呈进行性加重，每次排尿需借助增加腹压方可排出，每次尿量明显减少，或出现严重尿淋漓，犹如尿失禁，有的患者常有遗尿现象。

（3）排尿时间明显延长，尿不成线，尿程极短，有时可淋湿衣裤。

（4）膀胱功能已代偿不全，残余尿在150毫升以上，甚至可达400～500毫升，或完全不能自行排尿，形成了慢性尿潴留。

（5）在长期尿路梗阻的基础上，容易引起尿路感染，或梗阻程度渐渐加重时，则可能发生肾积水、肾功能不全、肾性高血压等。

前列腺增生偏爱哪些人

男性老年人随着年龄的增长，其总睾酮及游离睾酮均减少，雄激素的分泌量低于生理量。通过反馈机制，促性腺激素分泌增多，使前列腺组织中双氢睾酮的生成与受体的亲和力增加，其后果是前列腺不断受到刺激，导致了前列腺增生。人体进入老年期后，睾丸萎缩，双氢睾酮含量增加，体内性激素代谢紊乱。性活动过频、细菌性后尿道炎治疗不彻底、睾丸功能异常、尿道梗阻等因素在人的一生中长期存在，这些因素可诱发老年男性前列腺增生。也有人认为，前列腺增生与种族、社会因素、炎症刺激、内分泌障碍和营养代谢因素有关。尤其是老年人动脉硬化发生率高，可累及前列腺，造成前列腺增生。

从组织病理学来看，正常情况下，前列腺大小随着年龄增长而增加，但并非都一定会发生前列腺增生。临床上前列腺增生发生于50岁以上的男性，其大致的发病率为：50～59岁为20%～50%；60～69岁为35%～71%；70～79岁为40%～80%。抽样调查我国某直辖市40岁以上男性，其中城市居民419人，农村居民413人，则各年龄段诊断为前列腺增生者城乡分别为：40～49岁为10.2%、23%；50～59岁为17.8%、10.5%；60～69岁为30.5%、10.3%；70岁以上为50%、26.8%。显而易见，城市居民前列腺增生的发病率明显高于农村居民。从

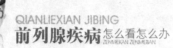
统计数字看，前列腺增生不一定都发生于老年男性，50岁以下、40～50岁阶段发病者也有一定比例，这与个人的性激素代谢情况、家族性遗传倾向、不同的生活习惯、前列腺的不同状态等因素相关。因此，应该改变过去认为只有老年男性才患此病的观念，及早开始注意预防前列腺增生。

前列腺增生的危害有哪些

前列腺增生对于男性身体的危害很大，尤其是对男性的泌尿系统的危害。具体危害如下：

1. 对膀胱的损害

正常的膀胱贮尿过程，就像一个蓄水的过程，膀胱周围的逼尿肌可看做由平滑肌纤维"编织"成的肌性网袋。在贮尿时，随着尿量的增加，逼尿肌借助其弹性，不断扩大贮尿容量，当贮尿量达到一定程度，膀胱内压力升高，产生尿意。若有排尿要求，在神经系统控制下，逼尿肌主动收缩，启动排尿过程。当前列腺增生引起下泌尿系梗阻，膀胱为克服排尿阻力，逼尿肌需加强收缩并且借助腹压才能排空尿液，结果使逼尿肌肥厚，出现膀胱小梁、小室，这些变化会影响膀胱的正常排尿功能。由于前列腺增生的发展，梗阻加重，使膀胱壁在周围支持力最小的地方外突，形成憩室，易于发生感染。逼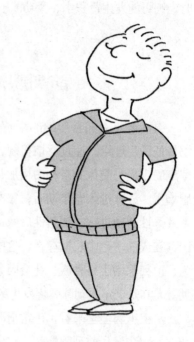尿肌收缩到一定程度，不能克服肥大的前列腺引起的梗阻时，尿液不能排空，出现残余尿。随着病情发展，残余尿量逐渐增多，最终可产生尿潴留。尿潴留又易并发感染及结石形成，进一步损害膀胱的排尿功能。当膀胱的贮尿、排尿功能减弱到一定程度，影响输尿管尿液的排出时，即对输尿管及肾脏功能产生损害。

2. 对输尿管的损害

前列腺增生会造成泌尿系统梗阻，一般对双侧上泌尿系均可产生损害。在膀胱的损害达到一定程度后，输尿管即可受累，首先被损害的是输尿管斜行穿过膀胱壁段（即输尿管壁段）的瓣膜功能。膀胱的炎症改变波及输尿管口，使其僵硬扩张，故膀胱内压上升时，可发生膀胱输尿管尿液反流。膀胱壁肌肉肥厚的同时，壁段输尿管肌肉也因增生肥厚受到牵拉，增加了输尿管内尿液通过时的阻力。此时如果膀胱颈部的梗阻仍未解除，膀胱输尿管的尿液反流就可引起输尿管的病理改变。输尿管平滑肌可增生肥厚，甚至发生伸长迂曲、管腔扩张，输尿管内压力变小，蠕动强度降低，发生输尿管积水，尿液的潴留易合并感染及结石形成。

3. 对肾脏的损害

前列腺增生会使膀胱颈部梗阻，因有膀胱、输尿管起缓冲作用，故对肾脏的损害会较迟，一旦肾脏受累，则多为双侧。同一患者，输尿管壁段功能并非相同，故双肾受损程度可不一致。梗阻对肾脏的损害大致可分为三个过程：

（1）初期损伤阶段。梗阻初期，尤其是急性梗阻时，肾盂内尿液增多，尿内含有血红蛋白，血的来源是肾实质充血，沿肾小管有放散状出血区，以后肾实质逐渐适应肾盂和肾内压的增加，并开始部分吸收血性渗出物，上皮亦得以恢复。

（2）平滑肌增生阶段。为克服梗阻造成的尿液排泄障碍，肾盂及肾盏壁平滑肌代偿性增生，以增加蠕动力。部分梗阻时，平滑肌增生远较完全梗阻时明显。

（3）扩张和实质毁损阶段。当梗阻部位近端肌肉增生仍不能克服梗阻，梗阻上方即开始扩张，出现了肾盂、肾盏积水。因肾脏泌尿功能仍在继续，肾盂内压必然上升，这样，肾盂、肾盏的积水逐渐加重，积水压迫肾实质，使肾实质发生萎缩，造成对肾功能的损害甚至使其功能完全丧失。

4. 易发尿中毒

前列腺增生症晚期，由于尿道梗阻严重，膀胱代偿功能不全，膀胱内的残余尿液不断增加，超过200毫升时，在患者的小腹部可摸到包块，排尿不成线，呈点滴状。因膀胱内压增高，向上传递到肾脏两侧，肾脏内压增高，易引发双肾积水，损伤肾功能，从而导致慢性尿中毒。

尿中毒是一种十分严重的病变，甚至会危及生命。因此患者一听到尿中毒，就格外的紧张。不过，前列腺增生症后期所引起的尿中毒，与慢性肾炎所致的尿毒症不同，只要治疗及时，预后通常较好。因为这种尿中毒是由于尿道严重梗阻，间接影响肾脏引起的，肾脏本身并无器质性病变，只要及时解除了尿道梗阻，肾脏仍可恢复泌尿功能。肾炎所致尿毒症，则是肾脏本身因肾炎病变而严重丧失功能，这种病变是不可逆的，患者只能通过透析治疗或肾移植才能维持生命。对前列腺增生症引起的尿中毒的防治，最简单的办法就是及早留置导尿，解除膀胱尿道梗阻，很快可恢复其肾功能。然而，有些前列腺增生症的老年患者，害怕导尿而延误治疗，这是造成尿中毒的根本原因。严重的尿中毒，留置导尿常需数月，甚至长达1年之久，而长期留置导尿，既不舒服又易发生泌尿系统和生殖道感染，自然不是上策。最好的办法就是做膀胱造瘘，待肾功能恢复正常后，再做前列腺摘除术。如果患者年老体弱，同时伴有严重的心肺疾病而无法耐受前列腺摘除术，也可做终生膀胱造瘘，照样能够正常生活。

为了避免因前列腺增生而发生尿中毒，老年朋友应注意以下两点：一是患有前列腺增生症时，应重视尿频症状。这绝非是老年人的正常现象，而是病症的信号，应及时诊治，防止病情进一步发展。二是出现严重尿频、尿急、小便淋漓不尽时，可能已有大量残余尿和尿潴留，这时千万不要因害怕导尿而硬挺着不及时治疗，否则必然会发生尿中毒。

前列腺增生有哪些并发症

前列腺增生不仅是该病症本身对患者有影响，而且该病症还会引发多种并发症。具体并发症如下：

（1）尿流梗阻是引起感染的先决条件，因此易发生膀胱颈、后尿道及膀胱炎症。

（2）急性尿潴留。

（3）尿中可见红细胞。

（4）因尿流梗阻，继发感染而易形成膀胱结石。

（5）梗阻程度逐渐加重时，易发生肾积水、肾功能不全，以致在临床上出现尿毒症的症状。此外，还可出现肾性高血压。

（6）痔疮、脱肛。因排尿困难，腹压长期增高，故易引起痔疮和脱肛等。

（7）当前列腺增生引起排尿困难时，有高血压病史者易并发脑血管意外及心力衰竭，应引起重视；当前列腺增生梗阻引起肾及输尿管明显积水时，可触到肿大的肾脏，有压痛；当膀胱充盈时，下腹正中可摸到囊性包块。有时腰部的包块系肾周围炎性浸润，或肾周围脓肿。

前列腺增生会发生癌变吗

经常有人担心，前列腺增生会发生癌变吗？在前列腺增生的人群当中，前列腺癌的发病率高于正常人。不过，前列腺增生有时候属良性病变，关于前列腺增生与前列腺癌之间的确切关系，目前尚无定论。

有人认为，增生后的前列腺组织中出现了结节改变，其邻近的上皮细胞增殖，并侵入增生的结节内形成基质腺瘤，腺管上皮细胞内的DNA和RNA的活力、合成均增加，由于增生结节可不断增殖，其内部的组织细胞有可能会异常生长，因而不能排除癌变的可能。有资料显示，前列腺增生发生原位癌的比例不超过5%，有关病理研究亦显示，前列腺增生的外层组织中少数可见微小癌病灶的存在。

由于前列腺增生与前列腺癌在前列腺内发生的部位不同，前列增生多发生于侧叶及中叶，而前列腺癌多见于后叶，前列腺的侧叶与后叶无论从胚胎发生、解剖部位，以及生理、病理来看均有一定差异，因此，尚难以断定前列腺癌和前列腺增生之间的因果关系。

另外，前列腺增生症的发病率远高于前列腺癌，较严重的前列腺增生症多可进行切除治疗，即使两者之间有某种松散的或尚未明确的联系，仍可相信，前列腺增生本身一般不会演变成前列腺癌。

当然，因75%的前列腺癌患者的临床表现与前列腺增生症极为相似，所以前列腺增生症患者均应严格确诊、以防前列腺癌被误诊为前列腺增生症。鉴别的方法可通过直肠指针、做B超或检测血清酸性磷酸酶、前列腺特异抗原

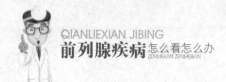

（PSA）等措施，必要时可行前列腺组织活检。

前列腺癌的病理问题

前列腺癌95%以上为腺癌，其余为移行细胞癌、鳞癌和肉瘤。前列腺癌从其滤泡和导管发生，常起源于外周带。前列腺癌常为多病灶，肉眼观察，前列腺癌大小不一，质地坚硬，表面高低不平，边界不清，切面呈白色或灰白色，间有黄色细小斑点。

1. 组织学

前列腺癌的重要指征为腺体形态。前列腺癌因其分化程度不同而有多种组织变化，一般有如下几点：

（1）小腺泡　小腺泡比正常腺泡小得多，呈单纯的腺管状。

（2）大腺泡　大腺泡和正常腺泡大小相仿或略小，但癌瘤中不见正常腺泡，常见其呈现特殊迂曲状态，而且腺管排列紧密，间质稀少。

（3）筛状　这种结构比大腺泡还大，其中填充了只有梁状上皮细胞相互吻合而无支持性间质形成的细胞桥，呈筛状的腺样腔隙。

（4）实性/梁状　瘤细胞相连成片或呈条索状，但无形成腺管倾向。前列腺癌中往往不止出现一种结构，而常以某一种结构为主，腺泡型前列腺癌最为常见。

前列腺癌使前列腺结构紊乱，表现为腺体形态大小不等，排列紧密，间质少，邻近腺体紧靠，呈实性片状或条索状。同时，被覆上皮由正常的二层变为一层。癌细胞一般体积增大，形态及大小尚一致，染色质变粗，分布于核膜下，有时核呈空泡状，常有大而明显的核仁，并可见核分裂相。癌细胞一般为柱状亦可呈立方状，胞浆少且透明。

腺腔内多有黏液滞留，间质出现黏液纤维性改变，以及类结晶体。在高分化癌中，上述变化可不明显。前列腺癌时，伴有浸润现象，癌细胞突破基底膜，侵入间质，表现为腺体密集或共壁现象。在前列腺癌期，很常见的是癌细胞侵入神经周围间隙，甚至侵入淋巴管或血管，若发现神经周围浸润，可确诊为前列腺癌。

2. 分类

前列腺癌一般分为四种类型：

（1）临床癌　有临床症状，并经前列腺体组织活检证实。

（2）隐匿癌　原发灶无症状，但出现转移灶，有症状，最后可通过前列腺活体组织检查进一步证实。此型癌患者的血清中PSA水平增高。

（3）潜伏癌　生前没有前列腺疾病的症状或体征，在死后经检查发现，此型病灶小，无转移。

（4）前列腺偶发癌　临床以前列腺增生的症状为主，在切除前列腺增生的组织中，病理学检查意外地发现前列腺癌。

前列腺癌的转移过程

研究证明，前列腺癌的转移，与其体积大小密切相关，当瘤体超过1 cm时就可发生。

一般而言，前列腺癌可转移到任何部位，其转移的途径有三种：

（1）通过局部浸润转移。

（2）通过淋巴转移。

（3）通过血行播散可累及膀胱、精囊、输尿管、直肠、肛门、多处淋巴结、肺、骨等进行转移。

分化越差，淋巴结转移率越高。由于前列腺血管丰富，静脉播散是广泛扩散的主要途径，最常转移到骨。骨盆、椎骨、肋骨、股骨、锁骨和任何其他部位的骨都可累及，骨的广泛转移是前列腺癌的特征。此外，约有30%的患者可转移到肺、肝和肾上腺，在该病死亡病例中，25%有肺转移。

前列腺癌的分级

对于前列腺癌的分级问题，目前所采用的标准还不统一。现大致介绍一种：

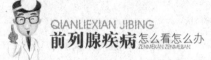
1级：肿瘤由大小不等、排列紧密的腺体构成，腺泡小且呈圆形或卵圆形，腺上皮为单层四角形上皮细胞。肿瘤间质规则且薄，这些腺体形成的肿瘤结节为圆形，对周边的组织有挤压，核仁明显。肿瘤边缘规则，少见浸润现象。

2级：与1级癌相比，2级癌腺体的形态和大小不一，肿瘤间质稍增厚，肿瘤结节边缘较规则，浸润现象较明显。

3级：又分为3A、3B、3C，恶性程度以3C最重，3B次之。3级癌较2级癌腺体的形态和大小变化更大，腺泡形态不规则，部分腺体呈多角形、梭形或扭曲形，细胞较1、2级的嗜碱性强。肿瘤间质厚薄不一，亦包括筛状癌。肿瘤结节边缘不整齐，腺体对间质的浸润更明显。3A与3B的不同点只在于肿瘤腺体的大小，3A腺体中等偏大，3B的腺体小且有些是由成簇的细胞组成的，有较小的腺腔或没有腺腔。3C为乳头状或筛状肿瘤，边缘整齐。

4级：又分为4A、4B两种。肿瘤可为小腺泡状、筛状或乳头状，腺泡小且融合或排列呈条索状，肿瘤间质少或不定，但肿瘤边缘参差不齐，且较3C有明显的浸润现象。4A由暗细胞组成，4B由透明细胞组成，两者常同时存在且恶性程度相似。4级腺体的结构可以相似且细胞分化很好，但腺管却呈融合状，部分区域可以看到4级与3B及5B的移行关系，在诊断时需仔细辨别。

5级：又分为5A、5B两种。只有少量腺体形成，呈实性片状或团块状，肿瘤间质少且呈破布状，边缘不清且浸润明显。5A很像粉刺样癌，呈乳头状或筛状结构，边缘整齐但中心区域灶状坏死，5A很像3C，但后者没有坏死。5B为弥漫性小细胞癌，边缘不清，浸润明显，只有少数分散的腺腔形成。

前列腺癌有哪些发病表现

因为前列腺癌多发生于后叶，生长缓慢，呈隐匿经过，所以早期症状不明显。一旦出现症状，常属较晚期。前列腺癌晚期主要表现为下尿路梗阻，或伴血尿及尿潴留，最突出的症状是疼痛。

1. 排尿障碍

80%的患者由癌灶引起进行性排尿困难，尿流变细或尿流偏歪，或尿流分叉、尿程延长、尿频、尿急、尿痛、尿不尽感等，严重时尿滴沥及发生尿潴留。血尿患者只占3%。

2. 疼痛

腰部、骶部、臀部、髋部疼痛，骨盆、坐骨神经痛是常见的，严重时剧痛难忍。可能由于癌灶转移至骨骼或侵犯神经，或肾积水、肾感染所致。约31%的患者有强烈的疼痛感。

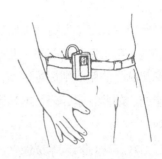

3. 转移症状

在前列腺癌患者中，转移很常见。有1/3甚至2/3的患者在初次就医时就已有淋巴结转移，多发生在髂内、髂外、腰部、腹股沟等部位，可引起相应部位的淋巴结肿大及下肢肿胀。血行转移多见于骨骼（如骨盆、骶骨、腰椎、股骨上段等）和内脏（如肺、肝、脑、肾上腺、睾丸等）。

4. 全身症状

由于疼痛影响饮食、睡眠和精神，经长期疾病折磨，全身状况日渐虚弱，消瘦乏力，进行性贫血，恶病质或肾功能衰竭。

哪些因素影响前列腺癌变

前列腺癌的病因不清，其发生与许多因素有关，目前认为，影响前列腺癌发病的相关因素有以下几点：

1. 年龄

与前列腺增生症一样，前列腺癌的发生率随着年龄的增高而增加，美国前列腺癌流行病学调查结果显示，前列腺癌的发生与年龄呈正相关。95%的前列腺癌患者年龄在45~89岁，平均年龄72岁，但目前资料也显示前列腺癌正趋向年轻化，且年轻患者的肿瘤较老年人更易转移。

2. 遗传

有前列腺癌家族史者，其肿瘤发生的危险性比一般家族高2~3倍，当家中有2人患前列腺癌，其危险性增加9倍，且易于年轻时发病，临床有家中几代人均发病的报道，近年来应用分子生物学技术从分子水平说明了前列腺癌与遗

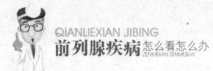

传的关系。

3. 食物营养

高脂肪饮食是诱发前列腺癌的危险因素，尤其是红色肉类危险性最大，饱和脂肪酸、单不饱和脂肪酸、亚油酸常与恶性程度大的前列腺癌有关，而来源于鱼和奶制品的脂肪则影响较小，我国12省市协作组调查结果显示，前列腺癌与总脂肪、胡萝卜素、硒、饱和脂肪酸、动物脂肪的摄入存在一定的剂量反应关系。

4. 男性自身的身体情况

自身的身体情况也是影响前列腺病变的重要原因。一般来说，主要受遗传、总热量摄入、基础代谢、运动量等多种因素的影响，美国癌症学会发现，超重的男性发生前列腺癌的机会要比标准体重的男性危险性增加30%。

5. 化学因素

前列腺癌的发生与镉有关。镉是工业污染中常见的重金属，其来源主要是吸烟和职业接触，长期从事化工、染料、橡胶及印刷等职业者，接触镉的机会增多，发生前列腺的危险性较大。有资料报道，农民发生前列腺癌机会较多，这与养鸡、养畜、杀虫剂、除草剂等因素有关。

6. 性活动

前列腺癌患者的性活动高于对照组，青春期性活动开始较早、性交次数频繁者，患前列腺癌危险性增大，过频的手淫与前列腺癌也有相关性。患有性传播疾病、性伙伴过多者，患前列腺癌的危险性增加。

如何为前列腺癌分期

目前国内将前列腺癌分为A、B、C、D四期。下面对前列腺癌的分期进行详细介绍：

1. A期

病灶完全局限于前列腺内，无局部或远处播散，临床上不易查出，只能由病理学通过对尸体解剖、前列腺增生摘除标本或活检标本的检查作出诊断。病灶局限且细胞分化良好，生长较为缓慢，直肠指诊检查不能触及结节，临床无转移病变，此期约占前列腺癌的9%。预后一般很好，大多数患者在有生之年不会发展到临床癌或隐匿癌。

2. B期

病灶局限于前列腺包膜内，多为在直肠指诊时发现的前列腺的单个结节，没有远处转移的征象。必须通过前列腺穿刺活检组织学检查确诊。B期为前列腺癌发展过程中较短暂的时期，故临床发现病例较少，占前列腺癌的11%左右。

3. C期

病变超出前列腺包膜，侵及精囊等邻近组织器官，但无远处转移。C期前列腺癌不治疗则约有60%的患者在5年内病情加重，10年内有一半发生转移，75%死于前列腺癌。此期约占前列腺癌的44%。

4. D期

疾病病变超出前列腺，并有远处癌转移灶。患者预后较差，大多数在诊断后3年内死于远处癌转移灶，此期约占36%。

明确了前列腺癌的分期有助于了解病变范围，判断预后及拟订治疗方案。对于A期、B期患者，由于病变基本局限在前列腺内，可以争取尽早进行根治性前列腺切除术；对C期、D期已经有前列腺以及远处转移的患者，只能做前列腺的姑息性切除，再配合内分泌疗法及放化疗治疗。

前列腺癌的治疗原则

对前列腺癌的治疗，迄今为止，疗效尚不理想。确切地说，还是医学上的难题之一。为什么在医疗技术如此发达的今天会出现这样的情况呢？

根本问题是对病因未完全弄清。各种致癌因素相互作用，因果互变，治疗上常顾此失彼。所用化学药品，毒性反应之大，是众所周知的，但常是明知而用，有些药又是正邪不分，甚至损正而不伤邪。

我国的医药优势是传统中医药的运用。中医治疗是以人为本、整体统一辨证施治。癌肿的病变是正虚邪实，阴阳失调，气滞痰聚，结而为癌。

治疗原则有三点：

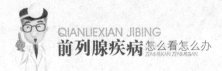

（1）早期发现，确诊后尽快手术，邪祛正安，术后中药调理以扶正固本。

（2）中西医结合，攻补兼施，心身同治，综合而系统治之。

（3）中药有极大潜力可挖，既有主攻能力，更能配合现代疗法，以中药扶正支持手术，减轻放疗、化疗的毒性反应，这是我国医学界的共识，在癌症治疗的全过程中，中药具有无可替代的功效。

前列腺癌与前列腺增生的区别

前列腺癌与前列腺增生症都是老年男性疾病。其最大的相同点在于这两种病都有排尿困难的症状，最终是以尿闭（小便不通）为主症。其不同处在于前列腺癌是少见病，前列腺增生症是多发病。在发病与检查上有如下8点有助于鉴别诊断：

1. 发病史

前列腺癌一旦出现排尿困难等自觉症状后，其病程发展很快，时有急转直下之势，在短时期内会出现明显的消瘦、乏力、贫血等恶病质征象，其预后很差；前列腺增生症则病情发展很慢，常有时轻时重的变化，全身变化不大，预后也好。

2. 病变转移

前列腺癌发病不久，即可发生癌症转移。更严重者，前列腺本身还未出现症状，转移的部位已出现症状，常伴有腰椎、骨盆、大腿骨等处的疼痛。腹股沟（大腿根与下腹处）的淋巴结肿大、疼痛等。前列腺增生症则绝对不会有转移癌病灶出现。

3. 直肠指诊

前列腺癌可触及到肿块不规则、表面凹凸不平、质地坚硬如石、肿块的边界不清、固定不移，同时与前面的直肠粘连在一起，直肠壁也不能移动。前列腺增生症，其前列腺虽有明显增大，但形状还是均匀的，表面光滑，质地也较柔软，周围边界清楚，推之可动，不与直肠壁粘连。

4. 血清酸性磷酸酶检查

前列腺癌的血清检查所见，尤其是在骨转移后，血清酸性磷酸酶含量可显著升高；前列腺增生症者，虽病情严重，但血清酸性磷酸酶含量不升高。

5．活组织检查

通过不同方法，取得前列腺组织做病理检查时，前列腺癌的组织中可找到癌细胞；前列腺增生症的组织中，则只看到前列腺增生的组织。

6．膀胱镜检查

通过膀胱镜，可看到前列腺癌在膀胱"出口"处，呈不规则状，甚至为高低不平的菜花状，有时还可看到突出的癌肿组织；前列腺增生症者，则完全不同，只看到增生的前列腺呈弧形突出到膀胱"出口"处。

前列腺结石是如何形成的

前列腺结石是在前列腺腺泡内形成的。它是如何形成的，目前还不清楚，可能与下列因素有关：

（1）腺泡内的淀粉样体。据研究表明，前列腺结石是由前列腺淀粉样体钙化而成的。前列腺结石的化学成分主要是磷酸钙，其他还有碳酸钙和草酸钙。淀粉样体是由核蛋白和少量脂肪组成的，可作为形成前列腺结石的核心。前列腺分泌液及脱落的上皮细胞等形成淀粉体，当淀粉体排出不畅时，前列腺分泌液中的无机盐，如磷酸钙等，则沉积在淀粉体的表面，以其为核心形成结石。

（2）前列腺炎。前列腺腺泡内细菌、坏死组织或脱落的上皮细胞可作为结石形成的核心。前列腺结石患者的前列腺组织内都存在着程度不同的慢性炎症改变，说明结石与炎症之间的关系相当密切。

前列腺结石患者大多无症状，只有与其他病变并存时才出现症状，如慢性前列腺炎、前列腺增生症或尿道狭窄等。前列腺结石合并慢性前列腺炎，可表现为下腰部、会阴部疼痛不适感加重，尿道外口有分泌物，会阴部受压时疼痛加重；伴有后尿道炎时可有尿频、尿急和尿痛，有时有血尿，尤其是终末血尿；形成脓肿时可有发热、尿潴留和会阴直肠部疼痛等症状。前列腺结石合并前列腺增生或尿道狭窄时，可表现为排尿困难、尿频、尿线细而无力，甚至尿滴沥等症状。由于患前列腺结石的患者年龄多在40岁以上，以上情况颇为常见。

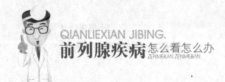

前列腺结石与感染的关系

前列腺结石常有一个有机物核心，由脂肪、核蛋白、晶体嘌呤、胆固醇、柠檬酸等包绕脱屑的上皮，组成一个小的圆形或椭圆形有放射状结构的淀粉样体。

有人发现，淀粉样体可阻塞前列腺腺管，使腺泡变为闭合腔，腺泡内液体阻滞而诱发感染，腺泡黏膜乃呈炎性改变，受刺激的黏膜分泌出磷酸钙、磷酸镁、碳酸钙等无机盐，包绕沉积于淀粉样体的核心上，便形成结石。有人对前列腺结石和前列腺组织分别进行培养：将前列腺结石压碎后做培养，发现有大量细菌生长；而将压碎的前列腺组织做培养，却无细菌生长。这是因为结石常作为感染核心，聚集细菌，使抑菌的抗生素不易进入核心，于是尿路感染形成，细菌尿反复发生。前列腺结石可引起腺管阻塞、感染而并发慢性前列腺炎。当结石伴有炎症及化脓时，则感染加重，以致前列腺周围反复感染。一旦严重感染时，可形成脓肿，甚至穿破，形成会阴、直肠、膀胱、尿道瘘管。反之，当前列腺腺泡和排泄管长期伴有慢性感染时，则腺泡扩张，前列腺腺管狭窄，从而加速了结石形成。因为结石与感染关系密切，互为因果，所以治疗前列腺结石时，不要忽视抗感染的重要性。

前列腺结石多存在于前列腺腺管远端部分，或存在于前列腺后叶或前列腺周围区及深部，因此，常可阻塞腺管，引起前列腺液排泄不畅，易引起尿路及前列腺感染。另一方面，前列腺结石中常隐藏有大量细菌。将前列腺结石压碎后做细菌培养，可见大量细菌生长。而将前列腺组织压碎后培养却无细菌生长。因此，前列腺结石常可作为感染核心，聚集细菌，而抗生素却难以进入结石发挥作用。因此，前列腺结石非常容易引起反复的尿路感染，在治疗上十分棘手。

前列腺结石的病理改变

前列腺结石常为数个棕色的小圆形物分散在腺体实质内，但也可能丛集于腺体的一叶内，其间有正常的腺体组织。多数小的隆起突出包膜面，多伴有腺体的慢性炎症，有炎细胞浸润；腺泡充满碎屑和脱落的上皮，可扩张或不扩张，腺腔的大小和形状可改变，其上皮衬里消失，腺泡间也有炎细胞浸润及纤维化；结石周围的前列腺基质亦呈纤维化。较大的结石可占据前列腺整个腺腔，仅剩余少量腺体组织。

前列腺结石分真性和假性两类。真性结石长在前列腺腺泡和腺管内，也是由前列腺本身形成的，即内源性或原发性结石。真性结石较少见，其体积小、散在、数量多，以磷酸盐为主要成分。假性结石并非来自前列腺本身，而是来源于泌尿道结石。结石停留在前列腺尿道段，或进入与后尿道相通的、被感染而扩张的前列腺腺管内。所以，假性结石实际是尿道结石在前列腺部位的表现，两者不能混淆。假性结石位于前列腺扩张尿道中，或位于与尿道相通的脓腔中，结石体积大、数量小。有时真性结石亦可穿破前列腺部尿道黏膜，进入尿道。

前列腺结核的感染途径

前列腺结核主要是一种继发性结核，很少单独存在，常同时并发有精囊、输精管、附睾和睾丸结核。

结核杆菌的原发病灶通常在肺、肠道、淋巴结、肾脏等部位，常以下行感染、血行感染两种途径传播至前列腺。

下行感染：结核菌经尿路下行到后尿道，通过前列腺管口和射精管进入前列腺和精囊。所以，炎症往往从管腔开始，逐步向实质侵入，引起前列腺结核。

血行感染：结核杆菌自较远部位经血行途径到达前列腺及精囊。对于前列腺结核的发病机制，过去认为是由肺或其他器官结核经血行途径感染附睾，再由输精管侵犯前列腺和精囊。这一说法现已被多数学者否定。男性生殖系结核究竟首先侵犯的是哪一部位，曾有争论。主要有4种看法：

（1）源于附睾。

（2）源于精囊。

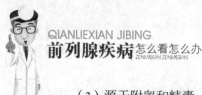
（3）源于附睾和精囊。

（4）源于前列腺。

多数学者认为，男性生殖系结核最先发生在前列腺和精囊，以后再经过输精管到达附睾和睾丸。由此可见，前列腺结核无论是继发于肾结核还是经血行途径而形成，都多与泌尿系结核同时存在。但肾脏血管丰富，抵抗力强，病灶易愈合，往往无临床表现，或仅有轻微症状。因此，可以把前列腺结核看成是泌尿生殖系结核的门户，它的存在对并存的泌尿生殖系结核的诊断有重要的临床意义。

前列腺结核的症状表现

前列腺结核多呈慢性病程，早期症状不明显，与慢性前列腺炎的症状相似，病变继续发展可以出现下列症状：

1. 血精

由于结核引起腺体内出血或结核侵犯精囊所致，精液呈粉红色或带有血丝，严重时精液完全呈血液状。

2. 精液减少

结核使前列腺腺体组织被大量破坏，使构成精液主要成分之一的前列腺液分泌受阻，导致精液量显著减少，从而影响生育能力。

3. 射精疼痛

结核造成腺体导管阻塞，尤其是射精管开口部位的阻塞，射精时会发生疼痛。伴有附睾结核时，射精疼痛症状更明显。

4. 尿路刺激

前列腺结核对尿路的刺激所产生的症状有：尿频、尿急、尿痛等，这是由于同时存在膀胱、尿道结核性炎症的缘故。

5. 排尿困难

结核能导致前列腺肿大，引起前列腺部尿道梗阻，导致排尿困难，严重时发生急性尿潴留。

6. 结核性窦道形成

前列腺结核发展成冷脓肿时，脓肿向阴囊或会阴部破溃，形成结核性窦道，经常有脓液流出。

7. 全身症状

患有前列腺结核疾病的患者一般会有低热、盗汗、乏力等症状的表现。

前列腺结核的病理改变

前列腺结核是男性生殖系结核病中的常见病，也是继发于泌尿系结核的疾病。在男性生殖系结核病例中，前列腺结核发病率相当高，它常与体内其他脏器结核或泌尿生殖系的结核并存，在病理上相互影响。

1. 形态改变

早期，在精囊和前列腺导管及射精管部位形成结核结节，然后播散到整个前列腺。随着结核病变的发展进程不同，结核结节可发展成冷脓肿，呈干酪样变性，形成空洞或纤维化，最后使前列腺腺体变成质地坚硬的肿块，形成多个结节。严重者病变可破溃到前列腺周围，在会阴部形成窦道。

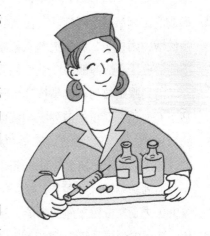

2. 镜下改变

显微镜下可见多个结核结节，伴有不同程度的巨细胞浸润。前列腺腺泡及导管内正常的上皮层结构消失，还有广泛的细胞坏死，遗留结缔组织和纤维组织束，其间可有干酪样脓肿及肉芽肿样改变，严重时整个前列腺都可变成干酪样肿块。

前列腺结核对生育有何影响

前列腺结核往往是全身结核的局部表现，因此患者大多身体虚弱、体质较

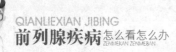

差，对生育能力有一定影响。前列腺作为最大的男性附属性腺，有分泌前列腺液等诸多功能，前列腺液是精液的重要组成成分之一，对精液的液化和精子的营养起重要作用。前列腺结核可破坏正常的腺体结构，影响前列腺液的分泌，对精子功能有不利影响。

由于前列腺结核常与精囊结核、附睾结核同时存在，精囊和附睾对男性生育力有重要作用。尤其是附睾，如因结核而形成瘢痕挛缩、变形，可影响精子通过，损害精子功能。因此，严重的前列腺结核可影响男性生育能力。

前列腺结核为何会导致阳痿

结核菌经尿路下行至后尿道，通过前列腺管口和射精管进入前列腺和精囊，炎症往往从管口和射精管进入前列腺实质，引起黏膜下和腺体实质内病灶形成。由于结核中毒症状，患者有低热、全身乏力、精神不振等表现。结核为慢性病，病程长，有尿道刺激征象，使患者精神处于焦虑状态，担心自己的病不能治愈，心情抑郁，日久发生阳痿。

前列腺结核与精囊结核几乎同时存在，患者可有性欲减退、遗精、早泄，甚至有血精，严重的前列腺结核可有脓肿形成，向会阴、阴囊部破溃，结核性的脓肿破溃后不易愈合，窦道流出脓液，有臭味，给患者性生活带来很多不便，这是造成阳痿发生的另一原因。

前列腺结核合并睾丸、附睾结核时，由于睾丸结核形成的干酪样坏死，使睾丸失去正常分泌睾酮的功能，从而体内睾酮的水平下降，刺激下丘脑垂体系统，造成内分泌系统激素的分泌、调节功能障碍而导致阳痿。

另外，患有生殖器结核时，抗结核治疗药物的应用对肝脏功能有损害，肝细胞受损，肝脏的解毒功能及对激素的灭活功能受到影响，使体内雌激素的水平升高，也为前列腺结核时发生阳痿的原因之一。

前列腺炎与附睾炎及尿道狭窄的区别

慢性前列腺炎与附睾炎是一种互为因果的关系，尿道狭窄如果长期得不到根治便容易引发并发症——前列腺炎。输精管下接附睾尾，上连前列腺，一般有附睾炎者常伴有输精管炎，重者往往与前列腺炎同时存在，所以一定要注意正确鉴别患者的症状。

1. 附睾炎的病症表现及特征

附睾炎分为急性、慢性和结核性3种，主要表现是附睾呈结节肿大，急性期触痛明显。急性附睾炎常有发热和血白细胞增高等症状。慢性附睾炎引起的结节与附睾结核结节往往难以鉴别。后者常伴有输精管增粗、变硬、串珠样结节及触痛。

附睾炎的症状以附睾为主，如阴囊肿大等，同时伴有慢性前列腺炎的症状。急性附睾炎应给予及时治疗，包括卧床休息，局部以1：5000呋喃西林湿敷，输液抗感染治疗，直至附睾结节完全消失并无压痛感。慢性附睾炎及附睾结核性结节患者在对症治疗无效时，患者常因附睾肿块、疼痛等造成严重心理负担，此时应手术切除肿块。

2. 慢性前列腺炎与慢性附睾炎的关系

有时慢性前列腺炎与慢性附睾炎反复发作且互为因果，尤其发生在传统的开放性前列腺手术后。因此，有人主张结扎双侧输精管以减少附睾炎的发生。

有人将慢性前列腺炎与附睾炎、输精管炎相混淆，因为患者均有会阴部及睾丸疼痛等症状，但通过直肠指诊，睾丸及附睾超声检查不难鉴别。从前列腺液找结核杆菌或进行细菌培养对治疗有帮助。所以，对慢性前列腺炎患者也应细致检查睾丸、附睾及精索。

3. 尿道狭窄引起的病症表现

尿道狭窄或尿道闭锁可以因为感染和狭窄后排尿困难，后尿道压力增高，尿液反流导致前列腺或附睾炎。其在症状上有不少共同点，如尿线变细、排尿分叉、尿痛、排尿困难等。

尿道狭窄多因外伤致骨盆骨折或骑跨伤造成尿道断裂。手术后长期尿道扩张也是引起逆行感染的因素。尿道炎及长期留置尿管引起的感染未能治愈者也

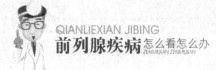

可引起尿道狭窄。尿道狭窄通过尿道造影等检查，其诊断并不困难。

4. 尿道狭窄易引发慢性前列腺炎

男性尿道狭窄最常见的并发症是慢性前列腺炎，经尿道镜可以见到尿道狭窄段的程度及感染水肿的尿道黏膜。尿道狭窄患者手术后、留置导尿管、尿道扩张术等可引起急性前列腺炎。

尿道狭窄引起的前列腺炎患者，在治疗过程中，首先应解决排尿通畅问题。多数患者进行尿道扩张术，严重者需开放手术治疗。在留置导尿管时，应选用高质量导尿管，一般2～3周更换1次，仔细清洁尿道外口或每日从尿道外口注入少量抗生素，以预防尿道内感染。严重尿道梗阻、短期无法手术者，应长期留置膀胱造口管，同时应及时清洁、冲洗和定期更换造口管。

在解除病因之后，前列腺炎应采用坐浴等对症治疗。严重的患者可以选用抗生素治疗。

前列腺炎与慢性结肠炎的鉴别

慢性结肠炎的主要症状是腹泻，即排便次数增加，粪便稀薄或含有黏液脓血。如慢性非特异性溃疡性结肠炎，以溃疡为主，多累及远端结肠或整个结肠。严重者，结肠溃疡穿孔可引起腹膜炎、结肠或直肠周围脓肿、直肠膀胱瘘、肛门直肠瘘等并发症，常见诱发原因有情绪激动、劳累、着凉、饮食失调、过敏和继发感染等。

那么，前列腺炎与慢性结肠炎如何鉴别呢？

1. 从症状表现上区分

（1）前列腺炎与慢性结肠炎的相似之处　由于结肠、直肠均与前列腺相邻，结肠炎发病后可致前列腺水肿。其症状与前列腺炎相同的有：下腹疼痛，肛周疼痛，会阴部、耻骨上区不适，情绪紧张和失眠，腰痛等。

（2）前列腺炎与慢性结肠炎的区别　前列腺炎与慢性结肠炎虽然在症状上有许多的相似之处，但是它们之间存在不同的症状表现。抓住这些特点才能更加有利于对前列腺炎与慢性结肠炎的鉴别。

两者之间最主要的不同表现为：结肠炎多腹泻，重者每日10～30次，粪便内有脓血等；而前列腺炎无脓血便。但长期腹泻可引发前列腺炎，应通过粪便常规检查和肠镜检查等相鉴别。引起腹泻的疾病有全身性疾病、消化系统疾病、中毒、寄生虫病等。前列腺炎伴腹泻长期不愈的患者，应积极治疗原发病症腹泻并查明病因。

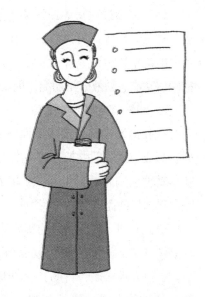

2. 从治疗上区分

（1）前列腺炎和慢性结肠炎在治疗上的相似之处　前列腺炎与慢性结肠炎在治疗上的共同点是适当休息，使患者了解病情，减少顾虑，避免精神上的紧张与烦恼，做到心情舒畅尤为重要。

（2）前列腺炎和慢性结肠炎在治疗上的区别　在慢性结肠炎没有治愈时，其前列腺炎症状很难消失。由于患者腹泻而不能给予野菊花栓、前列安栓等直肠用药，而中西医结合治疗可收到满意疗效。

慢性前列腺炎与痔的鉴别

前列腺炎久治不愈、反复发作的患者，医生在对其进行治疗的时候应该也要做必要的直肠指诊检查，以此来确定患者是否患有痔。必要时应该请肛肠科医生一起进行会诊处理，因前列腺与直肠和肛门疾病可互为因果关系。

1. 痔的简介

直肠下端黏膜下和肛管皮肤下扩大曲张的静脉团就是痔。

人类对于直肠肛门疾病的认识可追溯到4000多年以前，中医学通常将直肠肛门疾病统称为"痔"。近代，痔概念的形成主要受西方医学的影响，尤以1975年Thomson创立的肛垫学说最具说服力。众多学者为探索痔的发病机制投注了极大的热情，其中，Lorde等于1994年提出的肛垫下移学说得到了国内外广大学者的普遍认同。

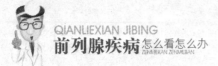

该学说通过对痔（或肛垫）解剖学和病理生理学研究认为，将痔（或肛垫）称为肛周腺体更为科学，因为与人体其他与外界相通部位的扁桃体、前列腺等解剖结构类似，痔（或肛垫）是人体特有的正常解剖结构，其主要功能包括阀门功能、黏液分泌功能、免疫功能和内分泌功能。

2. 痔与前列腺炎的关系

当肛垫发生移位及病理性肥大，其血管丛扩张、纤维支持结构松弛、断裂，造成上述功能的部分或完全丧失，出现相应临床症状，从而导致痔，而且常与其他疾病同时发生。在成年人中，痔的患病率为50%～70%，其中肛门坠胀、疼痛与便血者占25%。约1/3患者同时患有前列腺炎。

研究发现，直肠下段的痔静脉丛与泌尿生殖静脉丛之间有2～6条小的痔生殖静脉交通支，将直肠回流的静脉血液单向输送到前列腺周围的泌尿生殖静脉丛。这一发现表明，直肠肛门周围感染的病原体，也可以通过静脉以及淋巴或直接播散的形式感染前列腺。所以，前列腺炎患者在治疗时应考虑是否患有痔。

（1）形成痔的外在因素

①习惯性便秘。

②前列腺增生、膀胱结石、尿道狭窄和肿瘤等患者因排尿困难、排尿时用力，使腹内压力增高易发生痔。

③直肠下端和肛管慢性感染，引起局部充血，静脉扩张。以久泻久痢、慢性结肠炎者多见。

④喜食辛辣食物和长期饮酒者易患痔。

⑤老年久病者、体弱消瘦者和因工作需要而久坐者易患痔。

（2）痔的位置　痔位于齿状线以下、为肛管皮肤所覆盖者为外痔；位于齿状线以上、为直肠黏膜所覆盖者为内痔；齿状线上下均有而相连通者为混合痔。

（3）痔的分类

①内痔。第二期的内痔多以便血为其主要症状。

便血一般发生于排便时，呈喷射状流出，或在便后滴出鲜血，血与粪便不相混。出血量多少不等，一般为数毫升至十几毫升。反复出血可导致严重贫血。便血是由于排便时腹内压增高，致痔内静脉丛血压随之升高，加上硬粪的直接擦损，使痔破裂所致。患者可伴有肛门异物感或肛门疼痛。肛门视诊可见各类型外痔，直肠指诊可触到内痔。

②脱出肛外的内痔及混合痔。两者是可在肛门外看到的痔，多呈圆形突起的暗红色小肿物。位于肛门内的痔核，嘱病人做排便动作时，也可脱出而看到。肛管镜检查时，内痔在肛管直肠环平面以下，呈圆形，暗红色的痔块突入镜内。

（4）痔的诊断与鉴别诊断　根据病史及直肠指诊进行诊断，有便血、疼痛、肿物脱出者应与直肠息肉、直肠癌、直肠脱垂、肛裂和肛乳头肥大相鉴别。有些患者如直肠癌与痔同时存在，肛瘘常有脓性分泌物流出，但很少为血性。本病最常继发于肛管直肠周围脓肿；少数为结核性，常继发于肺结核或肠结核。体检在肛门附近、会阴部或骶尾部等处可见肛瘘外口，挤压其周围组织即有少许脓液从瘘口流出。直肠指诊及肛窥器检查可发现瘘管内口。如为直瘘，由瘘外口插入，可经瘘管通到内口，手指在肛管直肠内可触及探针口。

（5）肛裂和痔的区别　肛裂发生于肛管下缘，初起时大都为一线状裂缝，以后继发感染、扩大而形成小溃疡，排便时每引起剧烈的疼痛。肛裂是小儿便血症最常见的原因。儿童可因蛲虫感染引起肛周瘙痒，抓破、感染而形成。90%以上位于肛管后中线，痔核间沟平面或以上，常为单发性。肛裂的典型症状是排便时及排便后不同程度的周期性疼痛，伴有便血，便血量少、色鲜红、呈丝状覆盖于粪便的表面，与痔的临床表现不同。肛门视诊可见袋状皮垂（前哨痔），轻轻向两侧翻开肛门皮肤或同时嘱患者用力使肛管外翻，常可发现溃疡的下端或全部。溃疡呈卵圆形，边缘整齐，底呈红色，慢性者裂缘不整，底深，呈灰白色。

前列腺炎与肛窦炎的鉴别

前列腺炎的诱发有多种原因，所以它和身体各器官之间也有密不可分的关系，下面以前列腺炎与肛窦炎为例进行说明。

1. 前列腺炎和肛窦炎的关系

泌尿科医生对前列腺炎有较清楚的认识，但容易忽略并存肛窦炎；肛肠科医生对肛窦炎认识较清楚，易忽略伴有前列腺炎，使患者得不到有效治疗。

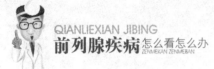
2. 肛窦炎疼痛的表现

肛窦感染后，肛门括约肌受到刺激，可引起括约肌轻度或中度痉挛收缩，常有短时间阵发性钝痛，或疼痛持续数小时，严重者疼痛可通过阴部内神经、骶神经、会阴神经和肛尾神经放射到臀部、骶尾部、股后部及会阴部等处，引起酸痛不适或排尿不畅，出现泌尿系统症状。

3. 细菌性前列腺炎疼痛的表现

疼痛不适可表现在会阴、肛周、耻骨上、下腹部、腰骶部、腹股沟、阴囊、大腿内侧、睾丸和尿道内。疼痛不适与肛窦炎的反射性痛相似，容易造成漏诊漏治，降低临床治疗效果。

4. 肛窦炎并发细菌性前列腺炎的发病机制

有关医学专家通过痔血管丛造影证实，痔生殖静脉有"静脉瓣"的单向作用，即直肠下段痔静脉丛回流的血液单向输入到前列腺周围的泌尿生殖静脉丛。大量研究表明，肛门淋巴回流，通过肥厚、增大的肛垫区淋巴管与前列腺淋巴管交通，汇集盆腔（体循环）。因此，肛门静脉中携带的来自肛窦及直肠的细菌（如大肠埃希菌）即可经过此途径到达前列腺，引起前列腺发炎、水肿、纤维化。而前列腺炎性水肿及纤维增生均可通过阻遏直肠肛管血液回流，使原有肛门周围感染性疾病症状加重，如此形成恶性循环。

以上解剖学特性决定了前列腺炎存在的必然性，同时也肯定了经直肠给药治疗前列腺炎的合理性。故在治疗前列腺炎时首先治疗肛窦炎，可对细菌性前列腺炎的治疗起到明显的促进作用。

5. 预防方法

（1）防止便秘和排便时间过长，每日定时排便，避免过多使用泻药。

（2）少食辛辣食物，少饮酒。

（3）多做肛门括约肌运动，如提肛训练、蹲下起立，一日数次，每次3~5分钟，促进肛管直肠的静脉回流，增强肛门括约肌收缩功能。

（4）工作时不宜久坐；便后坐浴，保持肛门部清洁，及时治疗直肠肛管炎性疾病，如肛窦炎、肛乳头炎、肛裂、肛管直肠周围脓肿和肛瘘等。

在肛门疾病治愈后，慢性前列腺炎往往可以自愈。

尿白或前列腺溢液并不是前列腺炎

众所周知，男性的前列腺液一般呈白色，但是往往有些男性在进行排尿时也会有一些白色黏液伴随，那这种白色黏液的产生和前列腺炎有没有关系呢？

1. 什么是尿白

尿白系指经尿道排出的尿液呈白色，浑浊不清。

2. 尿白的常见病因

（1）脓尿　尿液中含有脓液，尿镜检发现有大量白细胞、脓细胞，说明泌尿系统有感染存在。脓尿可以来自肾、输尿管、膀胱、前列腺或尿道。临床上可借助于尿分段（尿三杯）试验，以判定感染部位。一般尿培养阴性的脓尿，常提示有泌尿系结核存在。

（2）乳糜尿　尿液中含有淋巴液（乳糜），呈乳白色，如牛奶样。留置时间较长后，可凝结成胶块状且不沉淀。其病因常为血丝虫病阻塞淋巴管回流，致淋巴液通过侧支逆流至泌尿系统经尿液排出。我国东南沿海地区丝虫病患者常伴有乳糜尿。乳糜尿内含有少量血液，较多时则呈乳糜血尿。

（3）磷酸盐尿　尿中含有较多磷酸盐沉渣，使尿液呈石灰浆样。此种情况的出现，可能由于暂时的尿液碱化（如服用碱性药物或吃了多量碱性食物后），也可能由于泌尿系统存在能够分解尿素的细菌（如变形杆菌）感染引起。

（4）尿道口滴白　有不少患者认为，尿道口有少许白色黏液状分泌物就是前列腺炎或尿道炎。其实，正常男性在性兴奋或便秘排便时，尿道口可有少许白色分泌物溢出，属于正常现象。

3. 什么是前列腺溢液

前列腺溢液者多数为青年男性，在受到性刺激、饮酒后、性欲旺盛、性冲动时或在腹压增高（如排便时等），尿道外口会溢出白色分泌物。

这是正常的生理现象，有人将其称为前列腺溢液。这些液体为尿道腺液和前列腺液。在较长时间没有排精时易出现上述表现，平时也会有少许前列腺液自尿道随尿液排出。

青年男性发现有尿白现象时，往往心情比较紧张，认为是患了前列腺炎；也有人认为是精液自动流出了，称为滑精。其实，这是由前列腺充血造成的。

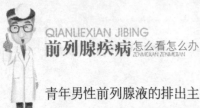
青年男性前列腺液的排出主要通过不定期性生活、手淫或遗精方式，还有前列腺溢液。

应让男青年了解精液和前列腺液为正常的排泄物之一，前列腺溢液也有助于缓解前列腺充血。如果出现睾丸、腹股沟区、耻骨区疼痛等症状或过多溢出液体伴尿道口红肿，应注意及时进行分泌物涂片检查。

4. 日常注意事项

平时应注意性卫生，减少前列腺区域的刺激，如少饮酒，不能长时间骑自行车、骑马和久坐等。应避免劳累或着凉，不看黄色淫秽的刊物及影视片。阴茎频繁地勃起也可引起前列腺充血。应注意调节好心情。

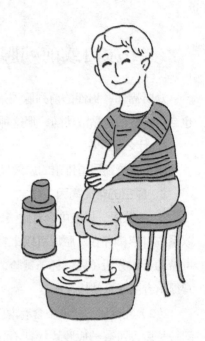

尿频不等于前列腺炎

尿频是许多男性都面临的问题，也有很多人会担心自己是不是得了前列腺疾病。前列腺疾病的表现症状确实有尿频，但是并不是所有的尿频都是由前列腺疾病引起的。

1. 尿频的判定条件

尿频不能单从每天排尿次数来认定。可根据以下几个条件进行考虑：

（1）排尿习惯的改变　每个人排尿习惯不同，一般正常人每天为2～8次，平均5～6次。若排尿习惯由每日2～3次增至7～8次，与原来是7～8次的意义就不同了。

（2）夜尿增加　排尿活动在白天受外界环境的干扰，引起大脑皮质的兴奋，次数可以增加，但夜间无此干扰。若排尿次数增加，常说明泌尿系统有器质性病变，如前列腺增生等。

（3）尿次增加　每次尿量减少，每日总尿量不变。若尿次增多，而每次尿量不减少，此种为多尿症，如糖尿病、尿崩症等。

（4）尿量　24小时内排尿总量与饮水和出汗有关，一般为1 000～2 000毫升，多于2 500毫升为多尿，少于400毫升为少尿，少于100毫升为无尿或尿闭。患糖尿病及尿崩症时，每日尿量可达2 500～5 000毫升。慢性肾炎或肾功能不全者，尿量可大增。在尿毒症、急性肾炎、心力衰竭及休克时，尿量减少甚至无尿。白天尿应多于夜尿，为3∶1～4∶1。健康人的尿pH值为4.8～7.4，平均值为6，这与饮食、饮水有关。

2．尿频产生的根源

（1）膀胱的兴奋性增强　正常膀胱引起排尿的容量是250～450毫升，但膀胱兴奋性增强时，膀胱内有20～100毫升即要排尿。膀胱炎患者均有尿频症状。急性前列腺炎刺激膀胱也可引起尿频。有长时间顽固的尿频症状者，应详细检查排除泌尿系结核的可能。

（2）膀胱容量减少　膀胱正常容量250～500毫升，如因疾病进行膀胱部分切除术或长期膀胱造口、结石、膀胱结核引起挛缩，膀胱外肿瘤的压迫等可致膀胱容量减少，排尿次数增加。这类患者如不伴膀胱炎，其排尿不伴有尿痛、尿急情况，常为单纯排尿次数增多。

（3）精神状态和心理因素　膀胱的神经支配与排尿活动是很复杂的。正常人白天排尿次数多，夜间可一夜不起床；当聚精会神地工作和玩耍时，可以长时间不排尿，当其闲散无事时，排尿次数可增加；有的人紧张或生气时排尿次数增多，有的人看到厕所就想排尿，有的人听到水声就有尿意。这些说明高级神经中枢、生活习惯和心理作用均影响排尿次数。

慢性前列腺炎患者在着凉、饮酒、情绪紧张及合并急性感染时均可引起尿频，但应注意鉴别诊断。

尿痛误认为前列腺炎

尿痛也是男性常见问题中的一种，引起尿痛的原因有很多，不要因为尿痛就认为自己患有前列腺疾病。

1．什么是尿痛

尿痛是指尿道内灼痛、刺痛或像刀割似的痛。疼痛出现于排尿时，则很难

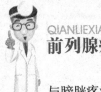

与膀胱疼痛相鉴别。单纯的尿痛常不伴有尿频症状。尿道疼痛不论其病变在何处，其最疼痛之处，常反射至阴茎头。

2. 伴有尿道疼痛的常见疾病

尿道疼痛常见于急性尿道炎、慢性尿道炎、尿道结石和外伤等。急性尿道炎患者排尿时，疼痛常很严重，呈灼痛或刺痛，如急性淋菌性尿道炎；最严重的疼痛是急性尿道炎伴有尿道周围炎及痛性阴茎勃起时。

前列腺疼痛多见于前列腺炎。急性前列腺炎时常有剧烈疼痛。患慢性前列腺炎时，可能有疼痛，也可能无疼痛。前列腺增生或癌症早期，常无疼痛。当有前列腺癌转移时，则有剧痛。前列腺增生压迫尿道影响排尿时，也可致膀胱疼痛。

急性前列腺炎或有脓肿形成时，其疼痛常局限在会阴部，呈灼痛、刀割样痛、跳痛感。有尿潴留时膀胱胀痛，可将前列腺疼痛掩盖。此种疼痛应与直肠周围脓肿、尿道周围脓肿、尿道周围尿外渗疼痛相鉴别。

慢性前列腺炎不常出现尿痛，但常有各种反射到他处的疼痛。常见的反射部位有下腰背部、会阴部、睾丸、耻骨上区和腹股沟区等，有人统计了358例慢性前列腺炎患者，其中有反射性疼痛者占248例（69.3%）。其中腰背部64例，会阴部35例，耻骨上区22例，腹股沟区18例，睾丸18例，阴茎及尿道14例，直肠13例，双侧股部12例，肾绞痛10例，髋部10例，肾区8例，骶部5例，坐骨神经性痛5例，膀胱颈区、腿部和膝部各4例，臀部2例。

由于慢性前列腺炎放射疼痛范围广泛，有时易与腰骶部、骶髂部疾病，急性阑尾炎，胆囊炎以及肾、睾丸、附睾、尿道、阴茎等疾病相混淆，应细致地进行检查鉴别。

有时慢性前列腺炎疼痛也可反射至阴囊。阴囊内容物的疼痛，应区别是睾丸、附睾还是精索的疼痛。此类疼痛，常向上放射至腹股沟区、同侧下腹部和肾区。而肾、前列腺、输尿管的疼痛，亦可放射至阴囊内。正常睾丸的痛觉很敏感。急性睾丸炎或外伤时，可有严重疼痛，但睾丸肿瘤、睾丸梅毒时，则常无疼痛。睾丸扭转时会有剧痛。这都要进行细致的鉴别诊断。

将血精误认为前列腺炎

血精是每个男性都比较担心的一种症状，但对于血精的产生，大家还并不是很清楚，下面为大家介绍几种血精产生的原因。

1. 什么是血精

血精是精液中带血，呈红色或粉红色，肉眼即可见到。中医称"精血"、"赤浊"。

2. 引起血精的主要病症

（1）血精主要由精囊炎、前列腺炎引起。

精囊的作用：一是储藏精子；二是分泌液体参与精液的组成。经常使性神经处于兴奋状态或手淫过频，可以引起精囊充血，随后继发感染，形成慢性精囊炎。由于精囊与前列腺、输精管、输尿管、膀胱及直肠邻近，故精囊炎常继发于尿路或生殖系统等附近器官的炎症。

（2）肿瘤、前列腺癌、紫癜、坏血病、白血病、精索炎、输精管炎等也可引起血精。

血精多发于25～40岁的青壮年，主要表现为排出肉眼可见的血性精液。老年人出现血精要排除前列腺癌。

3. 慢性前列腺炎和急慢性精囊炎的鉴别

慢性前列腺炎与慢性精囊炎不容易区分，临床上很难明确诊断两者同时存在。

精囊储存精子，经输精管射出时，出口与前列腺开口在同一部位，叫精阜。医师按摩前列腺时，在前列腺的两侧外上方，可以触到葡萄大小的囊状物，即为精囊。精囊炎病原菌与前列腺炎相同，约80%为大肠埃希菌感染。

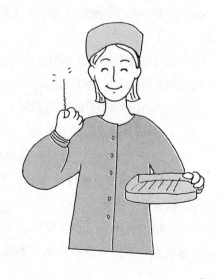

急性精囊炎患者有体温升高，下腹部疼痛，尿道灼热、尿频、尿急、尿痛、终末血尿和尿滴沥等前列腺炎的相关症状。

同时，精囊肿大，会阴及直肠内剧痛、大便时加剧，性交及射精时剧痛、并有血精，即精液为粉红色或显微镜下红细胞增多。血精也是慢性精囊炎患者的特征性表现，多发生在20～50岁，血精常不易自止，而在每次射精时出现，持续数月，患者十分紧张，恐惧自己患了癌症。

通过肛门指诊、超声检查、CT和MRI等检查可发现精囊增大。但引起血精的常见疾病有急、慢性精囊炎，前列腺精囊结核，精囊囊肿，精囊癌，前列腺癌，结石和淋菌性精囊炎等，应加以鉴别。

4. 精囊炎与慢性前列腺炎的治疗方法

精囊炎的治疗方法与慢性前列腺炎相同，但疗效往往不能令人满意，治疗时间较长。应解除患者顾虑，改善生活习惯，禁烟、忌酒、忌刺激性食物，保持大便通畅。急性期，停止性生活、热水坐浴。对于血精较重者，应在专科医师指导下服用相应处方药。个别患者可用止血药物，如云南白药胶囊或卡巴克洛（安络血），一般不主张用较强的止血药物。血精还可以应用抗生素治疗，如复方新诺明。

将血尿误认为前列腺炎

血尿，即尿中带血，是前列腺疾病中常见的症状，但也并不是引起血尿的唯一因素，所以不要误认为血尿就是前列腺炎。

1. 血尿简介

尿液中含有较多红细胞，称为血尿。引起血尿的疾病很多。前列腺炎、精囊炎和前列腺癌等均可引起血尿。

2. 前列腺疾病引起血尿的特点

（1）前列腺及后尿道流出的血为终末血尿。

（2）多伴有尿急、尿痛、尿频及排尿困难等症状。

（3）无痛性血尿伴血块者多考虑膀胱、前列腺恶性肿瘤；伴血丝者考虑肾、输尿管肿瘤等。

（4）如病程短，两次发作之间症状完全消除者，多为非特异性膀胱炎、前列腺炎等；如同时伴有高热、寒战、腰痛、尿路刺激等症状，则考虑为肾盂肾炎。

（5）合并有生殖器官结核者，如附睾结核、前列腺结核者，提示有肾结核、活动性肺结核。

3. 引起血尿的原因

血尿的常见原因有泌尿系统的结石、感染、肾炎、肿瘤、畸形、损伤、化学及药物损害等。引起血尿的全身性疾病有血液病、感染性疾病、结缔组织及变态反应性疾病，心血管、内分泌、代谢疾病；尿路邻近器官疾病及其他原因的血尿，如运动后血尿、特发性血尿等。

血尿以泌尿系统疾病引起者常见，其中又以泌尿系结石、结核、细菌感染及肾炎等为最多见。

4. 分阶段血尿

血尿依其与排尿的先后可分为初血尿、终血尿和全程血尿。

（1）初始血尿　为尿道病变引起，如尿道损伤、肿瘤、前列腺炎等。

（2）尿道流血　无排尿时的出血称尿道流血。

（3）终末血尿　为膀胱颈部和三角区或后尿道病变所引起，如急性膀胱炎、膀胱肿瘤或结石、前列腺病变等。

（4）全程血尿　来自上尿路或膀胱，还应考虑泌尿系统以外的疾病。

根据症状、体征，经初步筛查后，要进行必要的检查，如尿常规、细菌学检查、膀胱镜检查、泌尿系统X线平片、造影检查、CT、磁共振及核医学单光子断层扫描（ECT）、正电子断层扫描（PET）等检查，以进一步明确疾病的部位及其性质。

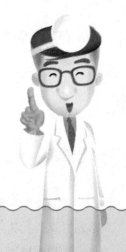

第四章

Chapter 4

前列腺疾病的自我诊断

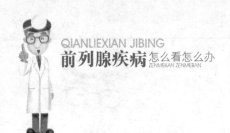

尿　频

正常成人白天排尿4～6次，夜间0～1次，每次尿量约300毫升。如果排尿次数超过这个上限，即为尿频。根据每次尿量的多少，尿频可分为两种情况：

一种是排尿次数增多，而每次尿量不减少，甚至增多。其可能的原因，有生理性因素，如大量饮水、喝茶、食用利尿食物（西瓜）等；病理性因素，如糖尿病、尿崩症、肾浓缩功能障碍等。另一种是排尿次数增多，而每次尿量减少，狭义的尿频就是指这种情况。其可能的原因，有心理性因素，如精神紧张、焦虑、抑郁、恐惧等；病理性因素，如膀胱炎、尿道炎、神经源性膀胱、膀胱结石、前列腺增生、前列腺炎等。

1. 精神性尿频

精神性尿频并不少见，故在这里作一介绍。精神性尿频在医学上也称为场景性多尿症，完全是由不良精神因素造成的心理性排尿功能障碍，泌尿系统没有器质性病变。开始往往由有意识的憋尿而诱发，如有些人外出办事或乘车，怕小便，总要不断地去厕所排尿，但是越这样想，尿的次数就越多。有的人看到别人上厕所，就想自己也应去排尿，甚至听到流水声就产生尿意，以致内心紧张形成一种特殊心理状态，见"景"生情、紧张焦虑产生尿急或遗尿，严重时会尿到裤子里。诸如此类情况发生一次后，便会格外注意，产生害怕尿裤子的思想负担，越惧怕越焦虑，产生的症状也就越严重，形成恶性循环，久而久之便形成了精神性（心理性）的尿频。

2. 夜间尿量增多

正常人在夜里的排尿量通常不超过300～400毫升，仅相当于全天总尿量的1/3或1/4，如果夜间排尿量超过300～400毫升，就叫做夜间尿量增多。老年人夜尿增多常常是肾功能减退的一个信号。

要说清这个问题，我们必须从尿的产生谈起。肾脏产生尿液有两个基本过程：首先是过滤血液，将人体代谢产生的毒素过滤产生原尿；每天产生的原尿多达180升，而每天的尿量约为1.5升，这是肾脏产生尿液的第二个基本过程，即浓缩功能在起作用。人到30岁或40岁的时候，肾脏就开始走向衰老，肾功能开始减退。对于65岁以上的老年人来说，浓缩功能的退化尤为明显，从而出现昼夜排尿的规律紊乱，造成了老年人的夜间尿量增多。

一般来讲，老年人的肾功能随着年龄的增长而减退。年龄越大，出现夜间尿量增多的可能性就越大。不过，研究发现，人的体质不同，情况也不尽相同。在65岁以上的老年人中，有1/3的人肾功能和青年人是一样的，因此也就不会出现夜间尿量增多的情况。所以出现夜间尿量增多，除了饮水等生理因素、糖尿病等病理因素外，还要考虑肾功能减退的可能性。

3. 夜尿次数增多

夜间排尿次数是指入睡后至第二天起床前的排尿次数，不包括入睡前和起床后的排尿次数。

正常成人夜间排尿0～1次。老年人夜间排尿次数增多，往往是前列腺增生的早期信号。前列腺增生早期会引起前列腺充血刺激尿道，导致夜间排尿次数增多，随着病情的加重，膀胱有效容积减少也会导致夜间排尿次数增多。

正常膀胱到达一定容积，一般为300毫升，就会自然引发排尿感觉，排尿后膀胱内无尿液残留。当前列腺增生时，膀胱排尿受阻，膀胱排尿不尽会使得每次排尿后膀胱内总有残余尿液存在，如果残余尿液有100毫升，则只需再增加200毫升就会引发排尿感觉（正常情况下引发排尿感觉的膀胱容量300毫升减去残余尿液100毫升，即膀胱有效容积等于200毫升）。其他引起夜间排尿次数增多的原因还有尿路感染、尿道狭窄以及失眠伴抑郁、焦虑等。

排尿滴沥不尽

排尿时尿液不能连续成线，排尿终末滴沥不尽，其原因是排尿阻力增大，或逼尿肌收缩无力。临床上见于良性前列腺增生、前列腺癌等前列腺体积增大造成对尿道压迫，尿液流出阻力增大及长期排尿费力，膀胱逼尿肌损害而失代偿。良性前列腺增生症的前列腺突入膀胱形成尿道内口球形活瓣，可引起严重的排尿困难。

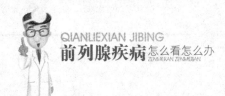
尿急及尿痛

尿急和尿痛是前列腺疾病最明显的表现症状，当男性出现了这样的症状时一定要引起注意。

1. 尿急

正常人有尿意时，假如环境条件不允许，比如附近无厕所或厕所一时无法使用时，能憋尿而延迟排尿。如果有尿意感时就迫不及待要排尿而不能自控，否则就会尿在裤子里，这种情况就称为尿急。

尿急往往和尿频同时存在，常见于膀胱炎、膀胱结石、前列腺增生等病，其原因是由于炎症、结石等刺激或者是由于膀胱有效容积的减少。这种有尿憋不住的情况也可单独存在，如不完全性无抑制性神经膀胱患者，听到水声或洗手就想排尿，或突然有尿急感跑不到厕所就将尿排到裤子上。心理性因素如精神紧张，有时也会引起尿急。

2. 尿痛

尿痛是指尿初、排尿当中、尿末或排尿后感到的尿道疼痛。

男性患者的疼痛常发生在阴茎根部或尿道口附近，有时难以忍受。剧烈的疼痛致使患者害怕排尿，甚至出现急性尿潴留。尿痛的原因常见于急性尿道炎、急性膀胱炎、急性前列腺炎、膀胱结石或异物、尿道结石及经尿道器械检查后。

尿频、尿急、尿痛常常相伴发生，医学上称为膀胱刺激征，多见于泌尿系统感染。间质性膀胱炎和尿道综合征也可有膀胱刺激征，其病因尚不明确，不一定是感染所致。

尿失禁

尿道括约肌平时呈收缩状态，维持一定的尿道压力，以阻止膀胱内尿液滴出，排尿时通过逼尿肌收缩以及括约肌松弛的协调功能，以完成排尿动作。如膀胱内尿液不能控制而自行由尿道流出者才称为尿失禁。

根据膀胱有没有贮尿能力，将尿失禁分为：

1. 真性尿失禁

尿道括约肌丧失了控制能力，尿液会不由自主地由尿道溢出，膀胱失去其应有的贮尿作用，而成为一空虚的器官。常见原因为尿道括约肌受损、先天性或获得性神经源性膀胱。

2. 压力性尿失禁

这是指平时膀胱内尿液可得到控制，膀胱有贮尿能力。但当突然增加腹压，如咳嗽、打喷嚏、大笑、运动、提重物等情况下，出现尿失禁。严重时，在直立或行走，甚至平卧时亦可出现尿失禁，其原因主要是尿道括约肌松弛。

3. 充盈性尿失禁

这是指膀胱尿潴留时，膀胱呈过度充盈，膀胱内压力高于尿道括约肌的阻力，尿液呈不自主的持续性或不自主地间断性外流，腹压增加时可加重尿液外溢。

4. 急迫性尿失禁

急迫性尿失禁是尿失禁较为常见的一种。此类患者在尿失禁前有急迫的尿急感，必须在极短的时间内将尿排出，否则即产生尿失禁，患者为防止尿失禁而缩短排尿的间隔时间，故同时出现尿频、尿急，甚至不能控制排尿，常见于尿路感染，也可由神经源性膀胱引起。

5. 尿瘘

漏尿表现和尿失禁极其相似，前者是尿液从尿道以外的非正常通道涌出，称为尿瘘，如膀胱阴道瘘、输尿管阴道瘘、输尿管异位开口等。

尿中带血

尿中带血是指小便中混有血液，甚至血块，在前列腺疾病中很常见。随出血量多少的不同，小便可呈淡红色、鲜红色或淡酱油色，这称为肉眼血尿。对于微量的出血，尿液颜色可能不发生明显变化，但显微镜下可发现血细胞，这种情况被称为镜下血尿。

急、慢性前列腺炎及前列腺疾病，由于炎症对黏膜的破坏，在出现尿频、

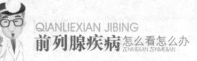
尿急、尿痛的同时，有时会出现排尿终末的血尿。前列腺肥大、前列腺癌也可能出现血尿。此外，无痛性血尿还有可能是泌尿系肿瘤的信号。

排尿踌躇无力

前列腺疾病的另一个症状就是排尿无力，这也是最容易进行自我诊断的一种方式。

1. 排尿无力

排尿无力是指在排尿时不能将小便"一次性"排空，而需中断若干次后逐渐用力方能排净；每次排尿所需时间延长，射程不远，而且尿线细而无力。

2. 排尿踌躇

排尿时不能即刻排出尿液，需要等待一段时间后才能排出，此种现象被称为排尿踌躇。

两者产生的原因可能是尿路梗阻、膀胱收缩无力，也可能是因尿道疼痛而恐惧排尿所致。前列腺增生症、前列腺癌、前列腺炎等常存在排尿踌躇。精神因素影响也可以引起排尿踌躇。

有尿意却无法排出

有尿意却无法排出，在医学上常被称为尿潴留，它是指膀胱内充满尿液而不能排出。尿潴留是前列腺疾病常见的表现，特别是急性前列腺炎脓肿形成、前列腺肥大、前列腺癌的一个常见的并发症。急性前列腺炎起病较急，迁延失治，形成前列腺脓肿，脓肿压迫尿道可以引起急性尿潴留。前列腺增生、前列腺癌使下尿路长期处于梗阻状态，当梗阻达到一定程度，造成膀胱逼尿肌失代偿，尿液不能完全排空，出现残余尿；进一步发展，残余尿愈来愈多，逐渐使膀胱失去收缩能力，膀胱过度充盈及膀胱内压高于尿道闭合压时，尿液就会自动从尿道口流出，这称为充盈性尿失禁。

有些老年人夜间熟睡后，盆底肌肉松弛，尿液自行流出，出现夜间遗尿。

当无法排出的尿液愈来愈多，使腹部胀大，好像怀孕一样，这就是慢性尿潴留。这时，每当咳嗽、打喷嚏或是用力时，就会从尿道挤出一些尿液来。有时在服用了某些药物、受凉、饮酒或憋尿等原因下，可以诱发急性尿潴留。这时尿液点滴不出，腹部胀痛难忍。这种情况并不多，但十分危急，需要前往医院紧急处理。

前列腺溢液和血精

正常精液呈乳白色，每次射精量2～6毫升，液化时间是5～45分钟。当精液肉眼观呈红色时，或者还可能夹杂一些血丝，或者看到内裤被带血色的精液污染，此时不免引起你心情紧张，甚至感到恐慌。那到底是什么病理情况导致血精呢？下面我们就对血精和前列腺液作进一步的说明。

1. 血精与前列腺液的密切关系

血精与前列腺炎的关系极为密切，除精囊炎会出现血精以外，其次就是慢性前列腺炎了。为什么慢性前列腺炎会出现血精呢？前列腺液是精液的重要组成部分，当前列腺发生炎症时，前列腺腺体必然充血，若过度充血就可导致出血，前列腺出的血混在前列腺液中，此时所射出的精液中就混有血迹。

2. 血精的来源

当患了慢性前列腺炎后，制造前列腺液的前列腺组织及排泄前列腺液的管道都处于充血状态。充血严重时，血液从毛细血管中渗出，进入前列腺液内，这就是血精的来源。

3. 慢性前列腺炎患者和血精的关系

慢性前列腺炎患者，所分泌的前列腺液常显著增多。除从尿道口流出一部分外（滴白），大部分淤积在前列腺内。当射精时，所积存的前列腺液可顿时排空，使前列腺内部的压力突然下降。这种突然的动力学改变，也能造成毛细血管破裂而出血。患有炎症的前列腺所产生的前列腺液，发生了许多生物化学改变（目前尚未完全弄清），可能影响到前列腺局部的凝血功能，一旦出血就不易自然停止。

患有慢性前列腺炎的患者，应适当减少性生活，更要防止房事动作粗暴。

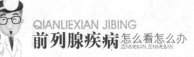

在射精的一瞬间，整个输精管都呈现骤烈的收缩，随之是迅速放松，一张一弛，造成压力骤增锐减，导致前列腺内的毛细血管渗透压增加，甚至造成毛细血管破裂。已经出现过血精者，应暂时停止性生活，治愈后再恢复。

小腹疼痛

小腹疼痛的原因很多，但对于慢性前列腺炎患者来说，小腹疼痛往往是前列腺疼。其疼痛的原因是前列腺不通畅，精囊与射精管不畅，与局部平滑肌痉挛有关。虽然前列腺炎的病因不同，相同的却是以疼痛为主要表现。虽然它们的疼痛点的位置不一，但都与膀胱尿道的神经支配相关的骶神经支配有关。疼痛在体表的分布与前列腺所在部位不同，其特点与牵涉痛相似。本病有两种非常特别的类型：一是泌尿道常见象征的前列腺炎，通常是男性不育者；二是非炎症、非感染性的前列腺炎。科学家经动力学研究后确定，前列腺痛是一种神经牵涉性痛，并且盆底障碍与前列腺痛有关，治疗此类疼痛，需要着眼于肌肉调控和神经调控。

会阴部疼痛

会阴部不适，或痛，或胀，或有下坠感，或有难以描述之感，可谓是前列腺疾病患者共有的症状，也是挥之不去的痛苦。有的不能坐，有的排便障碍、排便次数多、排不干净等。肠道疾病对前列腺疾病的影响，不但表现为便秘时增加前列腺疾病的某些症状，而且大便次数增多也会引起会阴不适。有位长春患者，他的主要疾苦先是腿发热，继之是阴囊热，随之是肛门热。最难忍受的是肛门热。他是在患痔疮时就有了腿热，而后又发生了前列腺炎，可见肛肠疾病与前列腺疾病的相互影响。因此在防治前列腺病时，切不可忽视肠道的情况。

坐立不安

不能久坐的人，不但自己的肉体痛苦，对每天还有应酬工作的患者来说，更是精神上的痛苦。因为如果作为一位接待者，面对来访者而坐立不安，自然会影响形象。慢性前列腺炎患者何以不能久坐？久坐及长时间骑自行车均可引起前列腺充血；有尿道炎症的人会引发尿频、会阴及下腹胀，这些都是前列腺的应激性反应，甚至感冒也会引起前列腺的应激反应。这种应激状态，主要是造成充血性细胞浸润。坐痛也是应激反应，因为痛就会站起来，减轻了坐的压力，也就不痛了，凡有坐立不安症状者，除前列腺充血外，均有会阴下陷、盆底紧张综合征。

性功能障碍

男子性功能障碍，是指男性在性兴奋、阴茎勃起、性交、射精、性欲高潮及性满足等过程中任意环节发生障碍。性功能障碍的具体临床表现为遗精、早泄、阳痿等症状。

（1）遗精是指没有性交行为但精液自行泄出的病症。

（2）早泄是指性交时间极短即行排精。

（3）阳痿是指男子未达到性欲衰退时期而阳事不举或临房举而不坚。

除此之外，性功能障碍者还有一些其他的病症表现，例如，性交时不射精或逆行射精，射精时发生疼痛，射出的精液中混有血液，或见阳强等，均为前列腺疾病中的常见症状。

前列腺疾病的其他日常表现

前列腺疾病的早期症状除了上述几项以外，还会有一些其他方面的身体不适。

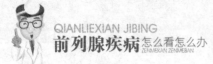

1. 滴白现象

滴白一症，是慢性前列腺炎最先出现的征象之一。由于前列腺发炎，导致前列腺分泌增加，多则自行溢出，常在晨起后排出，患者发现尿道口有稀薄水样分泌物滴出，也可出现黏稠的乳白色黏液，最明显的是在小便结束后或排大便时，由尿道口滴出一两滴白色黏液。严重滴白者，不但大、小便时必滴，甚至连咳嗽时也引发滴白。如果仅仅是滴白但不伴随其他症状，就不会有太大的痛苦，只是常常被患者忽略。

滴白是慢性前列腺炎最早出现的典型症状，应引起足够的重视，及早治疗。滴白与前列腺充血有关。每次性冲动，一定会导致前列腺呈充血状态，由于充血就会使其产生分泌物，因反复充血且血行不畅就会造成炎症性灼痛。患有这一症状的人，忌用温热壮阳的药物，应该用凉血活血、滋阴降火的方法缓解病痛。

2. 高热、寒战、恶心、厌食

少数急性患者会出现全身感染中毒症状，包括高热、寒战、肌肉关节疼痛和全身的不适，并常常伴有恶心、呕吐和厌食等。患者的体温一般在38~40℃，如果以畏寒和发热为主要表现，提示其前列腺炎可能由革兰染色阴性细菌感染所致，并可能有菌血症（大量繁殖的细菌进入到血液循环内，引起人体明显的不良反应）存在。

3. 潮湿

以会阴为中心的潮湿，也是慢性前列腺炎常见的症状。充血是慢性前列腺炎的重要病因及病理。有性冲动，就有阴茎、前列腺及后尿道充血，有性欲望就有充血，所谓"气行则血行"。充血性炎症是慢性前列腺炎久治不愈的根源，体内器官湿热熏蒸，相关体表潮湿，前列腺炎久治不愈实属必然。

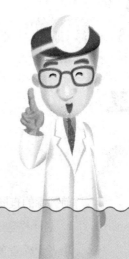

第五章
Chapter 5

前列腺疾病的临床诊断

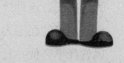

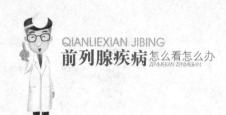
前列腺的直肠检查

前列腺的直肠检查是诊断前列腺疾病最基本的方法。

1. 直肠检查的方法

患者于检查前排空尿液，右侧卧位，面向检查者，两腿屈曲，左腿曲度稍大于右腿。这种体位会让患者稍微感到舒适，检查者在检查的同时可以直接观察到患者的面部表情，对于前列腺液的收集也比较方便。病情严重的患者也可以选择平卧位并且稍加屈膝。检查者右手要佩戴好手套或指套，涂润滑剂。以左手分开臀部，露出肛门，以涂有润滑剂的右手食指按摩肛门数次，使其润滑松弛，再轻轻滑入肛门内。同时令患者深呼吸放松肛门，勿紧张，保持指腹向下方向，轻轻将右手食指完全送入肛门内。

2. 直肠检查的内容

正常前列腺，直肠指诊时可触及两侧对称，表面平滑，中央沟清楚，具有正常腺体的弹性，无明显压痛。因此检查时应注意其横径、纵径、中央沟是否存在，两侧是否对称，有无结节，有无压痛，弹性如何，并注意和直肠有无粘连。不同的前列腺疾病患者会有不同的症状表现。

（1）前列腺肥大患者，可触及腺体高起和增宽，中央沟消失。有慢性炎症时，可摸到腺体坚韧不均匀，轻度压痛。有急性炎症时有明显触痛。

（2）前列腺结核可摸到结节，高低不平，软硬不一，与周围组织粘连，界线不清。

（3）患有前列腺癌时，腺体向后突出，坚硬如石，高低不平，腺体固定，前列腺明显肿大。摸不到上缘，质地较软，似有囊性感时，为前列腺肉瘤和脓肿，两者都发生于中青年，都可能有发热和压痛的症状，应结合病史及其他检查进行鉴别诊断。

需要引起注意的是，在进行直肠检查时，还应注意是否有肛门病变。对于排尿困难者，肛门括约肌张力检查是前列腺直肠检查的一项重要内容。

前列腺外体征

前列腺疾病不仅能够引起上述临床症状，检查还会发现一些体征，例如：

（1）因前列腺疾病引起尿潴留的患者，体检时就可以看到他们下腹部会稍有隆起，有压痛，叩诊为浊音等。

（2）因前列腺疾病引发的膀胱输尿管尿液反流，引起肾积水、肾体积增大，在腹部可触及部分肿大的肾脏，肾区有叩击痛。

（3）急性前列腺炎合并急性附睾炎、睾丸炎时伴睾丸肿大，压痛明显。

（4）慢性前列腺炎常伴有附睾炎症，触诊可及附睾肿大或结节。

（5）前列腺癌患者出现远处转移时，根据转移部位不同而出现不同的临床表现：如腰椎骨转移出现腰椎骶骨局部外观异常，局部肿物及压痛等；直肠受累出现大便困难，直肠指诊不易与直肠癌相区别；淋巴系统转移时可出现下肢及局部水肿。

总之，前列腺疾病往往可引起与之相关的其他器官系统的变化，细致的全身检查是诊断前列腺疾病必不可少的。

尿液检查

尿液检查也是前列腺疾病检查项目当中比较常见的一种。当前列腺发生感染时，前列腺液中就会有较多的红细胞或白细胞，它们通过前列腺小管排泄至尿道内，从而导致尿液检查时会发现异常症状。

1. 尿液沉渣显微镜检查

正常尿液显微镜检查，每高倍视野白细胞偶见，或最多不超过5个。而当前列腺脓肿向尿路溃破时，其中可出现大量的白细胞，前列腺炎时尿液内也会出现数量不等的白细胞。正常尿液内红细胞数每高倍视野少于5个，前列腺增生时因腺体表面充血，或在前列腺炎、前列腺癌、精囊炎等时，尿液检查可发现数量不等的红细胞，甚至可出现肉眼血尿。正常尿液蛋白定性为阴性或24小时蛋白排出量少于150毫克，而前列腺炎、精囊炎、后尿道炎时，炎性分泌渗出物直

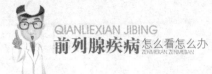

接污染尿液，尿中可出现蛋白及白细胞增高。

2. 尿三杯试验

临床上，根据出血的先后将血尿分成初血尿、终末血尿和全程血尿。初始血尿常见于尿道疾病，终末血尿则见于急性前列腺炎、前列腺癌等，有时初始血尿和终末血尿可同时存在。全程血尿多见于肾脏、输尿管或膀胱的部位出血，因此，临床上常以尿三杯试验来大体估计出血的部位。

3. 尿液的细菌学检查

慢性细菌性前列腺炎是临床常见的疾病，所以尿的细菌学检查是诊治前列腺炎的一种常用方法。通过尿液细菌学检查，可大体了解致病菌及其药敏情况，为针对性治疗提供参考。

前列腺液检查

前列腺液检查是前列腺检查中最常用的方法。慢性前列腺炎患者在这项检查中一般要进行三次，为什么会出现这样的情况呢？

1. 从前列腺的解剖谈起

前列腺的实质是由30～50条分支管状腺组成，每个腺体都有一个导管，相邻导管互相融合，故开口于尿道的两侧前列腺窦的排泄管只有16～32个。由于每个腺管都是一个盲端，当前列腺受到感染时，一个腺管的感染不一定引起相邻的腺管也受到感染。因此，在按摩提取前列腺液时，由于按摩的部位不同，获得的结果也就不一样。也就是说，按摩到有病变的腺管，且有病变部位腺管分泌液排出，就可反映出相应炎症改变；若正好没按摩到有炎性改变的腺管，就反映不出应有的炎症。

再者，由于临床收集到的前列腺液标本一般也就是两三滴，这两三滴的标本也不能完全反映出整个前列腺组织的真实情况。况且，男性的尿道较长，尿道腔还有一定的容积，按摩时前列腺液存留于尿道段的量也是不少的。因此，按摩前列腺部位的先后顺序不同，按摩出的前列腺液的炎症表现也不一样，故几滴前列腺液的检查，并不能够完全反映出前列腺的全貌。

所以，在判断前列腺炎的治疗效果时，不能仅从一次的化验结果就作出判断，而应多做几次。一般被泌尿科医生认可的是，前列腺液检查三次以上均属正常，才可视为痊愈。

2. 对前列腺液常规检查的结果如何评价

过去对前列腺炎的诊断主要依据临床症状和（或）前列腺液（EPS）检查结果，但有些泌尿生殖系统疾病表现类似于前列腺炎的症状，因此，前列腺炎的鉴别诊断很重要。

前列腺液常规检查中白细胞的多少，对前列腺炎的诊断和分类是非常重要的一项指标，但不能作为诊断的唯一标准。前列腺按摩液中大量白细胞可能发生在尿道疾病（尿道炎、尿道狭窄、湿疣和憩室），同样也可能发生在非感染的前列腺，如无感染的前列腺结石、健康男性在性交和射精后数小时，前列腺液检查白细胞可显著增多。相反，前列腺炎造成腺管的炎性阻塞，炎性病灶较深或病灶与尿道不通时，前列腺液常规白细胞数量并不增多。可见，单凭前列腺液中常规白细胞的多少，并不能确诊前列腺炎。

另外，前列腺液白细胞的多少与前列腺炎的临床表现、前列腺质地变化并不完全一致。只有在前列腺液中有脓细胞或含脂质体的巨噬细胞，才具有诊断前列腺炎的意义。

3. 为什么每次前列腺液检查白细胞数目明显不一样

临床工作中，经常碰到慢性前列腺炎患者疑虑重重，反复询问一个问题，即每次前列腺液检查白细胞数目为什么明显不一样？这主要有以下几个方面因素：

（1）按摩的方法和部位　前列腺按摩一定要准确有序，如果在按摩时手指插入过深，按摩到精囊，使精液混同前列腺液一起滴出，致使前列腺液中包含了精囊内的一些细胞成分，这时就不能准确地反映前列腺液的白细胞数。

（2）按摩时用力大小　前列腺按摩用力要轻柔适度，按摩时如果用力过度，可造成前列腺损伤，使前列腺液中的细胞数，特别是红细胞数明显增加。如果按摩时用力过轻，不能将大部分前列腺液挤出，前列腺液的细胞数相对就会减少。

（3）前列腺病变的性质　在急性前列腺炎的充血期，前列腺管及间质细胞只是充血水肿；因此前列腺液中的细胞数较少；在小泡期形成较多的微小脓肿；在实质期小脓肿逐渐增大，前列腺液中的白细胞数则明显增加。慢性前列腺炎由于前列腺发生纤维性变，小管被脓液或上皮细胞阻塞，前列腺液的白细胞数可正常。

（4）慢性前列腺炎时常呈局灶性变化　在直肠指诊时往往发现前列腺表面不规则，同时可触及局限性的硬结及局限性的柔韧区，一次按摩并不能反映整个前列腺的情况，若按摩时没有挤按出病灶中的前列腺液，或化验时所取的几滴前列腺液不包含病灶中的前列腺液，使前列腺液中的白细胞计数不准确，势必会影响前列腺疾病的诊断与治疗。

（5）前列腺本身的解剖因素　前列腺分为中央区和外周区两部分，从病理统计来看，外周区的感染较中央区为多，但外周区分泌物的排出较中央区困难，因此前列腺按摩所得的前列腺液主要来自中央区，而不是来自较易感染的外周区。所以前列腺按摩液检查并不能完全反映整个前列腺的感染情况。

（6）前列腺液性状不同　由于前列腺液的黏稠度不同和非同质性状，使涂片厚薄不一，在某些视野中看到成堆重叠的白细胞，而在另一视野中则仅看到少量的白细胞，其误差在20%～25%，因此仅凭一两个视野的检查来判定白细胞数的多少是不够准确的。

4. 前列腺液中白细胞不多就不是慢性前列腺炎吗

临床上经常有一些患者，有明显的腰骶部、会阴部疼痛，以及尿频、尿痛、尿白等不适症状，但前列腺液检查正常，这是否就可以排除慢性前列腺炎的可能呢？临床证实，这不能排除慢性前列腺炎的可能。前列腺液中白细胞不多的慢性前列腺炎患者是经常见到的。

（1）有些未婚青年受各种性诱惑、性刺激，频繁出现性冲动，却忍精憋精，精液不能正常排泄，由此引起前列腺反复充血，前列腺液的产生和排泄作用不协调，以致前列腺和精囊管阻塞而出现上述症状，可考虑为非炎症性慢性盆腔疼痛综合征，也叫非炎症性慢性非细菌性前列腺炎，以往也称为充血性前列腺炎。

（2）临床上许多患者，前列腺液经数次检查白细胞均正常，细菌培养找不到致病菌，临床也无明显感染的指征，但有不同程度的尿频、尿痛和排尿困难，常有持久的尿流动力学改变，最大尿流率降低，尿道膀胱测压为不稳定和痉挛性。这些患者除细菌性前列腺炎外，其发病一般与尿道肌、前列腺及其周围肌肉组织不协调或痉挛等病理因素有关。对这类患者进行直肠指诊检查时，前列腺常正常无压痛，而按压两侧肛提肌及髋外旋短肌压痛，也应诊断为非炎症性慢性盆腔疼痛综合征。

（3）还有一部分人，由于前列腺炎症仅局限在某些腺管内或炎症侵袭部位较深，按摩后前列腺液排出不畅，因为仅一两次的前列腺按摩液检查结果，并不一定能反映前列腺的真实情况。所以应在间隔一段时间后再做检查，以明确诊断。如经多次检查，前列腺液正常，并排除了其他因素，可按非炎症性慢性盆腔疼痛综合征前列腺痛治疗。

B超检查

B超检查是前列腺疾病常用的检查方式之一，也是超声检查的一种。

1. 什么是B超检查

B超在前列腺疾病的检查中具有简便易行、无须特殊准备、设备可移动性强和价格低廉的特点。在测量前列腺大小和病变，特别是小病变时可进行精确测量、定位并分期，能清晰显示前列腺的内部结构和病理改变，并可引导活体组织检查取样。B超检查可为前列腺疾病的诊断提供非常有价值的信息。

2. B超检查项目的要求

B超检查要求患者检查前30分钟饮水500～1000毫升，使膀胱中度充盈，贮尿约300毫升，充盈不足及充盈过度都不利于检查。

3. B超检查的4种途径

（1）经腹部法　经腹部前列腺B超检查简单易行，广泛用于临床，其不足之处是其图像差于腔内探查声像图，尤其是身体过胖、膀胱充盈过度或不足时，图像更难清晰显示。同时，由于角度偏斜，影响前列腺厚径和长径的测量结果。

（2）经会阴法　经会阴前列腺B超检查，可获得前列腺矢状面、冠状面及斜冠状面声像图，一般用于补充经腹部前列腺B超检查的不足。

（3）经直肠法　经直肠前列腺B超检查，除要求膀胱中度充盈外，还要求患者排空直肠。其检查图像清晰、测量准确、微小病变不易遗漏，但其操作较经腹部复杂。一般疑有前列腺其他病变者都应做此检查。

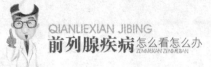

（4）经尿道法　经尿道前列腺B超检查，可准确显示前列腺远部结构及包膜图像，较为清晰，但由于有一定痛苦，临床上较少使用。

由于设备及技术的原因，临床上较为常用的为经腹部法。经直肠前列腺B超检查以直圆周扫描法检查前列腺最为准确。正常前列腺超声图像为横切面呈栗子形，包膜呈光滑的光环，内部为细小低回声，分布均匀，中心有一小光环为尿道。前列腺增生为前列腺中叶或侧叶肿大，包膜整齐，回声均匀。前列腺炎时前列腺大小基本正常或略大，内部回声增强，光点增粗或粗细不均，包膜光带完整。前列腺癌常有前列腺增大，内部回声不均匀，包膜不完整或边界不规则等征象。

前列腺的内镜检查

泌尿系统内镜检查，对于前列腺患者来说是一项必不可少的检查项目。它不但可以帮助诊断是否患有前列腺疾病，还能帮助医生直接观察到前列腺各叶病变的情况，而且可以同时了解膀胱、尿道的病理变化，这些都是制订前列腺疾病治疗方案必不可少的重要依据。

1. 常规操作方法

患者取截石位，会阴及尿道外消毒，尿道进行表面麻醉，插入镜体时应提起阴茎，以消除尿道第一弯曲。于后尿道球部镜体插入略感阻力，可持续轻柔向下放平镜体并向前推送，直至进入膀胱。放镜过程要轻柔细致，切不可使用暴力，尤其是当良性前列腺增生症造成尿路梗阻的情况下，应避免尿道损伤。

放入镜体后，首先观察膀胱内有无剩余尿液及物理性状，然后按顺序观察膀胱颈部、膀胱三角区及其各壁。注意膀胱颈部形态有无挛缩、增生，前列腺是否突入膀胱。了解前列腺增生的程度，对尿道的压迫情况，估计后尿道长度等。观察膀胱内有无结石、肿瘤，膀胱壁有无小梁、憩室等情况。检查过程尽量不遗漏。

2. 几种前列腺疾病在镜检时所见征象

（1）前列腺肥大的征象　正常的膀胱颈上4/5呈弧形，光滑而整齐，下1/5即膀胱三角部平坦或微隆起。各部颜色明亮，呈鲜红色带有光泽。但是早期轻

度的前列腺肥大，尤其是膀胱外形，在镜检时可能不会有什么发现，诊断价值
比较小。但是当前列腺继续肥大又突入膀胱内，则能清楚地看到膀胱颈部的各
种变化。

（2）尿道两侧前列腺增生的征象　尿道两侧前列腺增生时，可见膀胱颈部
向内呈圆丘状突起，遮掩部分三角区，使尿道成一纵行裂缝状。重度增生时，
膀胱颈部两侧突起更加明显，膀胱三角区明显抬高，膀胱内可见小梁形成或假
性憩室。

（3）位于膀胱颈底部的前列腺增生　膀胱颈底部呈圆丘隆起或呈肿块状突
入膀胱。

（4）尿道两侧和膀胱颈的前列腺底部普遍增生　检查时可见尿道两侧及前
列腺底部呈圆丘状隆起，膀胱颈前有较深的裂隙，膀胱颈底部及尿道两侧的前列
腺增生组织旁也可见到由于前列腺增生所形成的缝隙，后尿道显著延长，可超过
5厘米。

（5）前列腺癌膀胱镜检查　这
项检查并非是前列腺癌常规的检查
项目，因为当癌肿并未侵及到膀胱
颈时，那么在进行该项检查时就不
会发现任何异常征象。如尿道或膀
胱颈部受累，膀胱镜检查时，插入
镜体于后尿道部出现抵抗感。镜内
可见膀胱颈不光滑，表面有不规则
新生物。如肿瘤侵犯膀胱黏膜，膀
胱内可见到与膀胱癌相似的表现：
肿物不规则，易出血，表面可有坏死溃疡等。

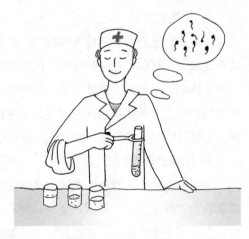

（6）膀胱内其他伴随表现

①小梁形成。在膀胱三角区后部及输尿管外侧部附近，可见长短粗细不
均、交叉呈条束状、隆起呈梁状，黏膜一般色泽正常，也可有血管扩张及充血
表现，严重时小梁可遮盖输尿管口。

②假性憩室。由小梁交叉成多个椭圆形颜色黯淡的凹陷，称之为小房，凹
陷开口较大、底部较深的称为假性憩室。

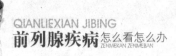
③输尿管口的变化。由于膀胱壁增厚，小梁及假性憩室形成，使输尿管口正常解剖位置发生变化，有时不易观察。如长期严重尿路梗阻，引起膀胱尿液反流向输尿管、肾盂，输尿管蠕动力减弱，管口喷尿无力，外观呈洞穴状。若继发充血感染，可见血管充血，尿液混浊。

前列腺疾病的X线检查

X线检查是诊断临床各类病症常用的手段之一，它对前列腺疾病的诊断也有一定的帮助。可以根据X线检查中出现的影像间接诊断是否患有前列腺疾病。常用的X线诊断方法有如下几种：

1. X线平片

平片可显示前列腺结石、前列腺钙化及精囊钙化等疾病。

2. 尿路造影

尿路造影是当造影剂排入膀胱后，就可以显示前列腺增大部分突入了膀胱从而造成膀胱颈部充盈缺损征象。巨大的前列腺增生可造成膀胱三角区和膀胱底部推移，使之抬高，膀胱下缘显示光滑弧形的压迹。膀胱后侧输尿管下段影像呈鱼钩状，有时压迫输尿管可引起上尿路扩张积水。如前列腺癌侵及膀胱底部，可见膀胱形态失常、变形、受压和移位。

3. 膀胱及尿道造影

前列腺增生突入膀胱后在尿道造影的后斜位显示后尿道前部的成角，这一现象称为"前倾征"，后尿道变长，向前推移，精阜部尿道向后突。前列腺癌使尿道失去正常的曲度，前后径狭窄、僵硬、轮廓不齐、不清晰。癌肿累及膀胱，造影可见膀胱下缘不规则、充盈缺损。

4. 前列腺造影术

此法可清晰地显示前列腺的大小及形态。具体方法为：患者取截石位，局部消毒及麻醉后，经会阴穿刺前列腺两侧，注入造影剂进行前列腺造影。为增加对比度，提高影像清晰度，可向膀胱注入二氧化碳气体。通过前列腺造影可获得前列腺的立体图像。

5. 精囊造影

本法可显示精囊、输精管及射精管之形态，前列腺癌可使射精管变窄、扭曲、边缘不规则、僵硬，甚至部分截断。

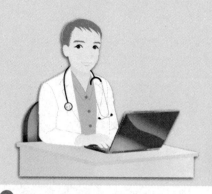

治疗篇

得了前列腺疾病，你该怎么办

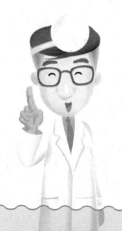

第六章
Chapter 6

中医治疗前列腺疾病

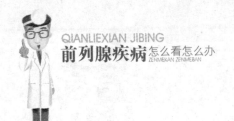
中医治疗前列腺疾病的主要机制

中医治疗前列腺炎的主要机制在于恢复前列腺的生理功能，也就是指恢复前列腺的分泌、排泄以及前列腺的抗菌因子。就前列腺局部病理、生理的改变，结合中医辨证论治，对中药治疗慢性前列腺炎的机制可作如下分析。

（1）腺管阻塞，腺体饱满，质偏中，按摩腺体仅流出少量腺液或无腺液流出。前列腺液中白细胞中度升高，按摩腺体有轻压痛。中医将这种症状辨证为血瘀型。

前列腺长期慢性充血，伴有炎性反应，以致腺管相对不通畅，腺液分泌及潴留相对增加，可选用凉血活血、清热解毒、化瘀通络的药物治疗，如红藤、赤芍、红花、败酱草、黄柏、牛膝、王不留行等。

（2）炎性腺液潴留，腺体饱满，按摩时大量腺液流出；按摩后腺体松弛，腺液中白细胞含量明显升高，伴随症状以膀胱刺激症状为主。中医将此类病症辨证为湿热型。

由于炎症刺激，伴有反应性充血，腺液分泌量增加，腺液排泄相对不畅。用清热利湿之品有良效，如滑石、甘草、车前草、蒲公英等。由于腺管通畅程度尚好，疗效显著。

（3）被膜平滑，肌收缩乏力，腺体饱满，按摩时前列腺液流出量多，按后腺体松弛，腺液中白细胞接近正常或轻度升高。中医将其辨证为中虚型，用补中益气之品，如黄芪、升麻或补中益气丸。

（4）腺液分泌不足，按摩前列腺手感松弛，按后很少有前列腺液流出；伴随症状有性欲减退。中医辨证为肾虚型。在活血通络药物基础上，加用健脾补肾之品，如党参、黄芪、枸杞子、川续断、淫羊藿等有良效。补肾药似有提高睾丸激素水平的功效。

（5）盆底肌群功能紊乱，表现为腰骶痛、下腹痛、阴茎痛等。这可以是盆腔底局部炎症继发引起邻近肌群反射性痉挛的结果，也可以是原发性前列腺液逆流的原因，逆流的原因在于下尿道压力增加。许多中医在治疗此病时用桃红四物汤加牛膝、乳香、没药、制香附、青皮等，或局部中药热敷。总的用药原则与治疗腺管不畅时使用活血通络药有相似之处。

中药治疗慢性前列腺炎的作用机制不是孤立的，有其内在联系。湿热表现为潴留的炎性分泌物，血瘀体现在前列腺长期慢性充血，这些是本病重要的致病因素。充血造成腺管相对不畅，进一步加重炎性前列腺液潴留（湿热）；而炎性前列腺分泌物刺激，使充血不易消退，故应从活血通络（通畅腺管）着手，兼用清热利湿或补肾之品，以促进前列腺功能的恢复。

中医治疗前列腺疾病的优势

西医对慢性前列腺炎的主要治疗方法有药物治疗（全身或局部用药）和手术治疗等，与之相比，中医治疗本病有如下优势：

1. 疗效好，副作用较少

中医治疗此病不仅仅着眼于病原微生物，而是从整体出发，根据患者的不同情况，进行分析归纳，然后采取不同的治疗方法（辨证论治），达到治愈疾病的目的。例如，中医对慢性前列腺炎的治疗：经临床和实验室初步研究表明，中医治疗慢性前列腺炎，除了对病原微生物有直接抑制或杀灭作用外，还能改善全身和局部免疫功能，调节前列腺液的酸碱度，缓解前列腺管梗阻，通畅引流，促进血运，恢复局部功能。从总体上看疗效较好，且长期服药无明显毒副作用。

2. 方法多，可避免并发症、后遗症

中医疗法除强调整体辨证论治外，在局部治疗方面也有很多有效的方法，如中药煎剂保留灌肠、会阴部熏洗、中药栓剂塞肛、中药制剂局部外敷、针灸、按摩等，对消除有害因素、通畅局部引流、改善临床症状等都能起到良好的作用，而且无痛苦、无并发症、无后遗症。

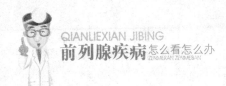

中药缓解前列腺疾病症状

治疗前列腺疾病时，要选取适合自己的中药，一定要看清各种中药性味、功效、用量、用法和注意事项。下面是各种常见的中药介绍。

● 白术

性味：味苦、甘，性温。

功效：健脾益气，燥湿利水，固表止汗。主治水肿，小便不利，湿痹酸痛，气虚自汗。

本品芳香气燥，上能化痰饮，中能运脾湿，下能利肾水，故常用于痰饮水湿所致诸症。凡脾虚水湿不运，小便不利，水肿者，可与桂枝、茯苓、泽泻、猪苓相配伍，以通阳化气利水；若脾肾阳虚，水气内停，而致头肿、四肢重痛者，可与附子、茯苓、生姜等合用，以温肾利水；若中焦虚寒，水湿内停，而致水肿腹水者，可与大腹皮、厚朴、干姜等相配伍，以温中利水消肿。

用法：内服：煎汤，6~15克；或熬膏；或入丸、散。利水消肿、固表止汗、除湿治痹宜生用。

注意事项：阴虚内热、津液亏耗者慎服；内有实邪壅滞者禁服。

● 白茅根

性味：味甘，性寒。

功效：凉血止血，清热生津，利尿通淋。主治小便淋漓涩痛，水肿。

本品能清热利尿通淋，导热下行，且无伤阴之弊，故为治湿热淋症、水肿的佳品。凡热结膀胱，小便淋漓涩痛者，可与石韦、冬葵子、滑石等相配伍；凡湿热伤肾，肢体水肿，小便不利者，可与薏苡仁、玉米须、赤小豆等同用，以加强利水消肿之功。

用法：内服：煎汤，15~30克（鲜品加倍）；或鲜品捣汁。

注意事项：脾胃虚寒、溲多不渴者禁服。

● 萹蓄

性味：味苦，性微寒。

功效：利尿通淋，杀虫止痒。主治小便不通，淋症，黄疸，泻痢，带下。

本品苦降下行，可以清利膀胱湿热而利尿通淋，因而多用于小便不通、淋证等症。凡湿热蕴结膀胱，症见小便短赤，淋漓涩痛者，可单用煎服，或与瞿麦、木通、滑石等相配伍；若血淋者，宜与小蓟、白茅根、蒲黄等同用，以凉血止血。

用法：内服：煎汤，10～15克；或入丸、散；杀虫30～60克。

注意事项：脾胃虚弱及阴虚者慎服。

● 车前草

性味：味甘，性寒。

功效：清热利尿，凉血解毒。主治热结膀胱，小便不利，淋浊带下，水肿。

本品甘寒滑利，长于清热利尿消肿，故常用于湿热淋浊等证。凡湿热蕴结膀胱，小便淋漓涩痛者，可与木通、滑石、黄柏等配伍；凡湿热壅盛，水肿，小便不利者，可与鹿衔草、益母草、鱼腥草、白花蛇舌草相配伍，如五草汤。

用法：内服：煎汤，15～30克（鲜品加倍）；或捣汁饮。

注意事项：精滑不固者禁服。

● 车前子

性味：味甘、淡，性微寒。

功效：清热利水，明目祛痰。主治小便不利，淋浊带下，血淋尿血，水肿鼓胀。

本品味甘、淡性微寒、滑，清热利水，故常用于湿热小便不利、淋浊带下等症。凡湿热下注膀胱，小便淋涩不通者，可与滑石相须为用，如车前滑石散，或与淡竹叶、赤茯苓、灯心草等相配伍，如车前子散；凡脾肾阳虚，水肿胀满，腰重脚肿，小便不利者，可与附子、肉桂、牛膝、山茱萸等配用，如肾气丸。

用法：内服：煎汤，5～15克，宜包煎；或入丸、散。

注意事项：内伤劳倦、阳气下陷、肾虚精滑及内无湿热者禁服。

● 地龙

性味：味咸，性寒。

功效：清热止痉，平肝熄风，通经活络，平喘利尿。主治小便不通。

用法：内服：煎汤，6～15克（鲜品10～20克）；研末，每次1～2克；鲜品拌糖或盐水化服。

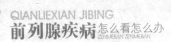

注意事项：脾胃虚寒者慎服。本品味腥，内服易致呕吐，煎剂宜配少量陈皮，或炒香研末装胶囊服，可减少此反应。

● 冬虫夏草

性味：味甘，性温。

功效：补肺气，益肾精。主治自汗，盗汗，肾虚阳痿，遗精，腰膝酸痛，病后体弱。

本品能补益肾中精气，故常用于肾气不足，阳痿，遗精，腰膝酸痛等症，临床多与菟丝子、沙苑子、巴戟天等相配伍，以增强补肾秘精之效。现代多用其补益精气之功，而治疗病后虚弱之症。

用法：内服：煎汤，5～10克；或入丸、散；或与鸡、鸭炖服。

注意事项：有表邪者慎服。

● 大黄

性味：味苦，性寒。

功效：泻下攻积，泻火解毒，凉血祛瘀，清热利湿。主治实积便秘，淋症，水肿，小便不利。

用法：内服：煎汤，3～12克；研末，每次0.5～2克；或入丸、散。外用：适量，研末调敷或煎水洗、涂。亦可煎液灌肠。泻下通便宜生用、后下，不宜久煎，或开水泡服；泻火解毒、清利湿热宜熟用。

注意事项：脾胃虚寒、气血虚弱、阴疽者均慎服。生用内服可发生恶心、呕吐、腹痛等反应，一般停药后即可缓解。

● 茯苓

性味：味甘、淡，性平。

功效：利水渗湿，健脾补中，宁心安神。主治小便不利，水肿胀满，泄泻，遗精白浊。

本品味甘、淡，性平和，利水而不伤正，为利水湿、消水饮之要药。凡水湿内停，小便不利者，可与猪苓、泽泻、白术、桂枝相配伍，以温阳化气、渗湿利水；若水热互结，邪热伤阴，小便不利

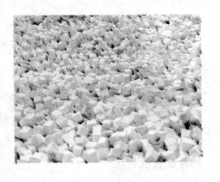

者，可与猪苓、泽泻、滑石、阿胶相配，以利水清热养阴。

用法：内服：煎汤，10～15克；或入丸、散。

注意事项：阴虚而无湿热、虚寒滑精、气虚下陷者慎服。

● 桂枝

性味：味辛、甘，性温。

功效：散寒解表，温经通脉，通阳化气。主治小便不利。

用法：内服：煎汤，3～6克（大剂量15～30克）；或入丸、散。

注意事项：热病高热，阴虚火旺，血热妄行者禁服。

● 黄芪

性味：味甘，性微温。

功效：补气升阳，固表止汗，行水消肿，托毒生肌。

本品能益脾肺之气，故具行水消肿之功。凡肺脾气虚，卫外不固，而致风湿风水，身重、小便不利者，均可与白术、防己同用，以益气利水除湿。现代临床多以本品为主，配伍补脾肾、利水湿之品。

用法：内服：煎汤，10～30克（大剂量120克）；或入丸、散、膏剂。补气升阳宜炙用；益卫固表、行水消肿，托毒生肌宜生用。

注意事项：表实邪盛、湿阻气滞、肠胃积滞、阴虚阳亢、痈疽初起或溃后热毒尚盛者，均禁服。

● 黄柏

性味：味苦，性寒。

功效：清热燥湿，坚阴固肾，退虚热，泻火解毒。主治淋浊，遗精，盗汗。

本品性禀至阴，味苦性寒，善制相火，退虚热，坚肾阴，固精气。凡阴虚火旺所致骨蒸潮热、虚烦盗汗、腰酸遗精者，每与知母、熟地黄等相配伍，以滋阴降火，坚肾固精；凡阴虚有火，潮热盗汗者，则多与知母相佐，以泻火坚阴，亦可与黄连、黄芪、当归、地黄等相配伍，以滋阴降火，固表止汗。

用法：内服：煎汤，3～12克；或入丸、散。外用：适量，研末调敷；或煎汤洗。泻实火宜生用，退虚热宜盐水炙用，止血宜炒炭用。

注意事项：脾胃虚寒者禁服。

● 蝼蛄

性味：味咸，性寒。

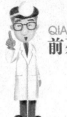

功效：利水通便，解毒消肿。主治小便不利，水肿，石淋，大便秘结。

《大明本草》："治恶疮，水肿，头面肿。"

用法：内服：煎汤，3~9克；研末，1~2克。

● 牛膝

性味：味苦、酸，性平。

功效：活血祛瘀，补肝肾，强筋骨，引血下行，利尿通淋。主治热淋，血淋，石淋。

本品性滑利，善下行，且能活血祛瘀，故可用于小便不利、淋漓涩痛、尿血等症，临床每与滑石、海金沙、石韦等相配伍，如石韦散。

用法：内服：煎汤，6~15克；或浸酒；或入丸、散。

注意事项：中气下陷，脾虚泄泻，下元不固，梦遗滑精者禁服。

● 蒲公英

性味：味苦、甘，性寒。

功效：清热解毒，散结消肿，除湿利尿。主治乳痈，肠痈，诸疮肿毒，疔疮，瘰疬，风火赤眼，咽肿喉痛，胃脘疼痛，泄泻痢疾，黄疸，小便淋痛。

本品具苦寒清降之性又能除湿热，利小便，故常用于黄疸胁痛、小便淋痛等症。如湿热内蕴之黄疸，可与茵陈、栀子等相佐；热淋小便涩痛者，则可与黄柏、车前子、白茅根等相合，以增强清热利尿通淋之功。

用法：内服：煎汤，15~30克（大剂量90克）；捣汁或入散剂。外用：鲜品适量，捣敷。

注意事项：非实热证者禁服。

● 山药

性味：味甘，性平。

功效：健脾益肺，补肾固精，养阴生津。主治脾虚泄泻，虚劳羸瘦，肾虚遗精，小便频数，腰膝酸软。

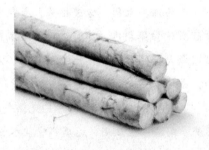

用法：内服：煎汤，15~30克（大剂量60~250克）；或入丸、散。外用：适量，鲜品捣敷。补阴生津宜生用，健脾止泻宜炒用。

注意事项：湿盛中满或有实邪、积滞者慎服。

● 熟地黄

性味：味甘，性微温。

功效：滋阴益精。主治肝肾阴亏，潮热盗汗，阳痿遗精，不育不孕，腰膝酸软，便秘。

若与附子、肉桂等补阳之品相配伍，又可用于肾阳不足，命门火衰，畏寒肢冷，阳痿遗精，小便遗沥，大便溏泻者；若肾虚膀胱失约，小便不禁者，可与五味子、补骨脂等合用。

用法：内服：煎汤，10~30克；或入丸、散；或熬膏、浸酒。

注意事项：用时宜配砂仁、陈皮等，以防腻滞碍胃。脾胃虚弱，气滞痰多，腹满便溏者慎服。

● 石韦

性味：味苦、甘，性寒。

功效：利尿通淋，清肺止咳，凉血止血。主治淋症，水肿，小便不利。

本品味苦、甘，性寒，滑利降泄，归肾、膀胱经，能清利膀胱湿热而通淋，且能排石、止血，故为膀胱湿热所致热淋、石淋、血淋等的常用药。

用法：内服：煎汤，9~15克；或入丸、散。外用：适量，研末涂敷。

注意事项：阴虚及无湿热者禁服。

● 菟丝子

性味：味辛、甘，性微温。

功效：补肾益精，养肝明目，健脾固胎。主治腰痛耳鸣，阳痿遗精，不育，遗尿失禁，淋浊带下。

本品味辛、甘，性微温，性缓气和，阴阳并补，若与鹿茸、附子、枸杞子、巴戟天等相配伍，能温肾阳；与熟地黄、山茱萸、五味子等同用，可滋肾阴。故常用于肾虚腰痛耳鸣，阳痿遗精，消渴，不育，淋浊带下，遗尿失禁等症。

用法：内服：煎汤，9~15克；或入丸、散。

注意事项：阴虚火旺、阳强不痿及大便燥结者禁服。

● 五味子

性味：味酸，性温。

功效：收敛固涩，益气生津，宁心安神。主治梦遗滑精，尿频遗尿，久泻不止，自汗盗汗，心悸失眠。

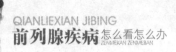
凡肾虚精关不固，梦遗滑精者，单用五味子熬膏服；若下焦虚寒，滑精不止，尿频遗尿者，可与桑螵蛸、煅龙骨等同用，以固肾止遗，如桑螵蛸丸；若与菟丝子、枸杞子、覆盆子等相配伍，还可用于肾虚精少，阳痿早泄，久不生育者，如五子衍宗丸。

用法：内服：煎汤，3～6克；研末，每次1～3克；或熬膏；或入丸、散。

注意事项：外有表邪、内有实热，或咳嗽初起、麻疹初发者禁服。

● 鸭跖草

性味：味甘、淡，性寒。归肺、肾、膀胱经。轻清降利。

功效：清热解毒，利水消肿。主治水肿，淋浊，小便不利，吐血，尿血。

本品味甘、淡，性渗利，既可清热，又能利水通淋，故常用于水肿、淋浊、小便不利等症。凡水肿，小便不利者，可与车前子、泽泻、淡竹叶等相配伍，以加强利水消肿之力；若湿热下注，小便淋漓涩痛者，可与木通、滑石、瞿麦等同施，以增强清热通淋之功；若小便色白浑浊者，可与萆薢、石菖蒲等相合，以增加泌清别浊之效。

用法：内服：煎汤，15～30克（鲜品60～90克）；或捣汁。外用：适量，捣敷。

注意事项：脾胃虚寒者慎服。

● 鱼腥草

性味：味辛，性微寒。

功效：清热解毒，消痈排脓，利尿通淋。主治热淋。

本品上清肺热，下利膀胱、大肠湿热，有利尿通淋之功，故可用治湿热淋症、水肿等症。凡热淋尿赤涩痛者，可与车前子、海金沙、白茅根等同用，以增强利尿通淋之功。

用法：内服：煎汤，15～30克（鲜品加倍），不宜久煎。外用：适量，捣敷；或煎汤熏洗。

注意事项：虚寒症者慎服。

● 泽泻

性味：味淡、微甘，性寒。

功效：利水渗湿，泻热消饮。主治小便不利，热淋，水肿胀满，遗精。

本品味甘、淡而性寒，归肾与膀胱二经，功能渗湿热，利水饮。凡膀胱气化不利，水湿停聚，小便不利，水肿胀满者，可与桂枝、茯苓、猪苓、白术相配伍，以增化气行水之功；若湿热壅盛，遍身水肿，喘息口渴，二便不利者，可与商陆、大腹皮、木通、赤小豆等同用，以逐水泻热。

用法：内服：煎汤，6~12克；或入丸、散。

注意事项：肾虚精滑无湿热者禁服。

特效丹丸，见效迅速，好服用

中医治疗前列腺疾病，除了一些中草药之外，还有一些中成药物，服用简单方便，也很有效。须注意的是中成药应在中医师指导下服用。

● 导赤丸

药方：连翘，黄连，栀子，木通，玄参，天花粉，赤芍，大黄，黄芩，滑石。

功效：清心泻火，凉血止血。

主治：用于心火亢盛，下扰精室，精室血络被损而致血精症。症见精液色鲜红，心胸烦热，口舌生疮，小便短赤，大便秘结，舌红，苔黄，脉数。

用法：口服，每次1丸，每日2~3次，温开水送服。

注意事项：便溏及体虚者忌服，服药期间节制房事。

● 分清五淋丸

药方：车前子，萹蓄，瞿麦，黄芩，木通，茯苓，猪苓，大黄，知母，泽泻，栀子，滑石，甘草。

功效：清热利湿通淋。

主治：用于湿热蕴结于膀胱，致膀胱气化失常所致的前列腺肥大。症见小便淋漓不畅，或点滴而出，甚者点滴绝无，尿灼热，兼见口苦咽干，舌红，苔黄腻，脉滑数。

用法：口服，每次6克，每日2~3次，温开水送服。

注意事项：不宜过食肥甘厚味。

● 金砂八味丸

药方：海金沙，蜀葵花，炒蒺藜，益智仁，天花粉，硇砂，炒蜗牛。

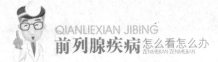

功效：通淋利尿。

主治：用于湿热下注膀胱，蕴结不散，膀胱气化失司所致的前列腺肥大。症见小便淋漓不畅，或茎中作痛，严重者小便点滴不出，兼见头部及双下肢水肿，少腹胀痛。

用法：口服，每次3克，每日2次，温开水送服。

注意事项：体弱者慎用。

● 金樱子片

药方：金樱子。

功效：补肾涩精。

主治：适用于各种虚损而致的肾虚滑精，并伴见头晕耳鸣，小便频数。

用法：口服，每次5片，每日3次，温开水吞服。

注意事项：不可久服，中病以后即选用其他治本之药。忌房事。

● 桂枝茯苓丸

药方：桂枝，茯苓，桃仁，牡丹皮，白芍。

功效：活血化瘀，通经利窍。

主治：用于瘀血阻闭精窍所致的不射精。症见性交时不能射精，伴阴部胀痛，或局部皮肤青紫，性交时茎中刺痛，舌质紫黯，脉涩等症状。

用法：口服，每次5粒，每日2~3次，用黄酒或温开水送服。

注意事项：中病即止，不可久服。有出血倾向者忌服。

● 牡蛎固精丸

药方：蒺藜，莲须，芡实，莲子，龙骨（煅），牡蛎（煅）。

功效：益肾涩精止遗。

主治：用于肾亏严重而致频繁遗精、滑精，兼见早泄，腰酸耳鸣，四肢乏力，舌淡，苔薄白，脉细微。

用法：口服，每次6~9克，每日3次，温开水送服。

注意事项：服药期间忌同房；忌食辛辣、烟酒等刺激物。

● 七厘散

药方：血竭，乳香，没药，红花，儿茶，冰片，麝香，朱砂。

功效：化瘀消肿，行气止痛。

主治：用于子痈之属于病程日久、久治不愈者。病因久病入络，气滞血瘀，络脉不通所致。症见睾丸及阴茎坠胀疼痛，微胀微热，皮色暗褐，继而转为皮色青紫而刺痛，舌质紫黯，脉弦细而涩等症状。

用法：口服或外敷，每次1.5克，每日2次。

注意事项：本药气味浓香，使用不能过量。

● 水陆二仙丹

药方：芡实，金樱子。

功效：补益肝肾，涩精止浊。

主治：用于肝肾阴虚，肾关失摄所致的白浊。症见尿浊如膏脂，兼见梦遗，滑精，腰膝酸软，头昏眼花，脉弦细。

用法：口服，每次9克，每日2～3次，温开水送服。

注意事项：白浊属实邪者忌用。

● 缩泉丸

药方：山药，益智仁（盐炒），乌药。

功效：补肾缩尿。

主治：用于肾虚之小便频数，夜卧遗尿。

用法：口服，每次3～6克，每日3次。

注意事项：忌食刺激性食物。

● 少腹逐瘀丸

药方：小茴香，延胡索，五灵脂，干姜，没药，当归，川芎，赤芍，肉桂，蒲黄。

功效：活血化瘀，祛寒止痛。

主治：用于寒凝血瘀所致的精索静脉曲张。症见阴囊坠胀掣痛，或阴部湿冷，兼见睾丸或少腹时痛，痛如针刺，形寒肢冷，舌质紫黯或有瘀点，脉弦涩。

用法：口服，每次1丸，每日2～3次，温开水送服。

注意事项：注意保暖。

● 血府逐瘀丸

药方：当归，生地黄，红花，桃仁，枳壳，赤芍，柴胡，甘草，桔梗，川芎，牛膝。

功效：活血化瘀，通利精窍。

主治：用于外伤或经常忍精不射，致败精瘀血内阻，精窍闭塞，出现不射

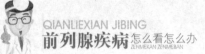
精症。症见性交不射精，阴部肿胀，或性交茎中作痛，舌质紫暗，或有瘀点、瘀斑，脉弦涩。

用法：口服，每次1丸，每日2～3次，温开水送服。

注意事项：有出血倾向者忌用。

● 五瘕丸

药方：当归、莪术、枳壳、牛膝、六神曲、五灵脂、枳实、牵牛子、干漆、槟榔、干姜、大腹皮、延胡索、吴茱萸、赤芍、木香、三棱、芒硝、大黄、山楂、硇砂、红曲。

功效：破瘀血，消积滞。

主治：用于外伤血肿未消、复感邪毒所致的子痈。症见睾丸疼痛，渐逐肿大而硬，或局部溃破，红肿热痛，舌质紫黯或有瘀点，脉弦细而涩。

用法：口服，每次6克，每日2～3次，温开水送服。

注意事项：按规定量服用，不可过量用。中病即止，有出血倾向者忌服。

● 知柏地黄丸

药方：知母、黄柏、山药、泽泻、熟地黄、山茱萸、牡丹皮、茯苓。

功效：滋阴泻火。

主治：用于肾阴亏虚，相火妄动所致遗精。症见失眠多梦，梦中遗泄，潮热盗汗，小便灼热淋涩或尿血，心烦不宁。

用法：口服，每次1丸，每日2～3次，温开水送服。

注意事项：脾虚便溏者不宜服用；服药期间节制房事。

内服妙方，仰头一喝保健康

中医讲究内外兼治，除了平时用药物治疗外，还要注意多服用一些有利于前列腺疾病的汤药。下面是一些效果很好的汤药。

● 八正五苓汤

药方：通草、车前子、萹蓄、瞿麦、桃仁、红花、栀子各9克，灯心草、桂枝、甘草各6克，滑石15克，白术、泽泻、茯苓各12克，丹参20克，白花蛇舌草

15克，大黄3克。湿热盛者加龙胆草、黄柏、知母；气滞者加柴胡、枳壳；腰困者加续断、桑寄生、牛膝；肾阴虚者加生地黄、玄参、牡丹皮；肾阳虚者加肉桂、附子、巴戟天；尿浑浊者加萆薢、石菖蒲、乌药、益智仁；脾虚加党参、白术、山药。

用法：以上方药每日1次，取2 000毫升，煮取500毫升，早晚服。15日为1个疗程，治疗2个疗程后，休息1周，继续服用，治疗3～6个疗程。治疗期间忌酒、辛辣刺激之物，适当性生活。

功效：清热除湿，利水通淋，活血化瘀。适用于前列腺炎。

说明：车前子、通草、瞿麦、萹蓄、滑石、泽泻、灯心草可以清热除湿，利水通淋，有很强的利尿、滑利尿道的作用，但对热盛成淋之症，清热之力似感不足，故配栀子、大黄、白花蛇舌草以导泄肝、胆、肾、三焦、膀胱之热，增强了泻火解毒的疗效；白术健脾配茯苓、桂枝、甘草为苓桂术甘汤，有健脾渗湿加强利水通淋的功能；桂枝少量既可助膀胱气化功能不行，又可牵制其他苦寒药性的太过；桃仁、红花、丹参配大黄，活血化瘀，通导瘀滞，甘草可缓急止痛，调和诸药。全方共奏清热除湿、利水通淋、活血化瘀之功效。

● 癃闭宣汤

药方：夏枯草15克，苦参15克，瞿麦10克，海藻12克，昆布12克，琥珀6克，路路通12克，牛膝15克，淫羊藿12克，黄芪24克，肉桂（冲服）4克。少腹、会阴部疼痛者，加延胡索、乌药各10克；血瘀较重，肛检前列腺质地较硬者，加三棱、水蛭各10克；兼见小便涩痛者，加金钱草15克，灯心草10克；舌苔黄腻者加黄柏、苍术各10克。

用法：每日1剂，同时口服舍尼通375毫升，每天2次，疗程3个月。

功效：温肾益气，清热通淋，祛瘀散结。主治前列腺增生。

说明：方中以夏枯草、苦参、瞿麦清热利湿；琥珀、路路通、牛膝活血祛瘀通淋；黄芪、淫羊藿、肉下行直达病所；甘草调中且和诸药。通过临床观察，中西药结合可起协同作用。

● 补中益肾逐瘀汤

药方：黄芪50克，人参（另煎）10克，肉桂粉（冲服）3克，王不留行15克，琥珀粉（冲服）6克，穿山甲粉（冲服）6克，仙茅15克，枣皮10克，丹参20克，牛膝15克，淫羊藿20克，石菖蒲10克，甘草5克。伴有湿热出现尿赤灼

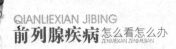
热疼痛者，加知母10克，黄柏10克，萆薢10克；腰酸痛无力明显者，加杜仲10克，巴戟天10克；肢冷小腹发凉者，加制附子（先煎30分钟）6克；阴亏口干舌红脉细者，加枸杞子10克，知母10克；伴肝气郁滞小腹胀满者，加乌药10克，柴胡10克；伴结石者，加鸡内金粉（冲服）6克，冬葵子10克；其他具体情况随症加减。感染严重者加用抗生素治疗，出现急性尿潴留者配合导尿以缓其急迫。

用法：每日1剂，早晚水煎服。10日为1个疗程，服用2个疗程以上。服药期间忌酒、辛辣刺激性食物，避免剧烈运动及重体力劳动。

功效：补中益肾，逐瘀散结。主治老年性前列腺增生。

说明：方中黄芪、人参补中益气，使清阳得升，浊阴得降；淫羊藿、仙茅、枣皮、肉桂温阳补肾，使气化得司，膀胱开合有度；琥珀、穿山甲、牛膝、石菖蒲、丹参、王不留行逐瘀散结，利尿排浊，使瘀肿得消；甘草调和药物。诸药合用，既能取得近期疗效，又能巩固远期效果。

● 补肾活血散结汤

药方：菟丝子15克，肉桂1.5克（口服），山茱萸15克，覆盆子15克，牛膝12克，王不留行12克，黄柏10克，桃仁10克，泽兰12克，牡蛎30克（先煎），鳖甲10克（先煎）。

用法：每日1剂，水煎2次，分2次口服。

功效：补肾活血，软坚散结。主治前列腺增生。

说明：本方中菟丝子、肉桂、山茱萸、覆盆子补肾填精；王不留行、牡蛎、桃仁、泽兰、鳖甲破瘀软坚散结；牛膝、泽兰有活血通淋之功，借以黄柏清解湿热。

● 补中益气汤加味

药方：党参、黄芪、冬葵子各15克，白术12克，甘草、升麻、柴胡各6克，桂枝、桔梗各9克，滑石、王不留行各30克。兼膀胱湿热者加栀子、车前子、淡竹叶，肺热壅盛者加黄芩、桑白皮、鱼腥草；肝气郁结者加香附、枳实、乌药；瘀血阻络者加桃仁、炮穿山甲、牛膝；肾阳不足者加淫羊藿、附子；阴虚火旺者加白薇、玄参、生地黄。

用法：每日1剂，水煎，分2次服。10日为1个疗程。

功效：升提中气，开提肺气，疏通水道。

说明：方中党参、白术、黄芪健脾运湿，补肺益气；升麻、柴胡升举中气，使清气上升，浊阴下降，则肺气开宣；桔梗开提肺气，载药上行于肺，使肺气开通；冬葵子、滑石、王不留行化瘀散结，利水通淋，使水道通利则下窍开；桂枝通阳化气行水，以助膀胱之气化，并助脾阳以温通。诸药合用，升提中气，开提肺气，疏通水道。全方标本兼治、补泻兼施、升降并举、气血同求，故疗效显著。

● 程氏萆薢分清饮

药方：萆薢20克，黄柏6克，石菖蒲6克，茯苓10克，白术10克，莲子心8克，丹参15克，车前子15克。

用法：每日1剂，分2次服，1个月为1个疗程。

功效：清热利湿，分清化浊。适用于前列腺炎。

说明：方中萆薢、石菖蒲、茯苓、车前子能泻阳明厥阴湿热，去浊而分清，通淋利窍；丹参、莲子心活血祛瘀，清心安神；黄柏清泻相火湿热而不伤阴。临床应用可酌加王不留行、川楝子、菟丝子、甘草梢等加强理气活血之功。配合前列腺按摩、规律性生活，通则不痛，其病自愈。

● 穿甲八正散

药方：穿山甲20克，瞿麦15克，萹蓄15克，王不留行15克，石韦15克，牛膝15克，车前子15克，黄芪20克，柴胡10克，冬葵子15克，升麻10克，红花10克，白花蛇舌草20克，栀子10克。肾阳虚明显者去栀子，加附子30克（散剂，改用鹿角胶15克），肉桂12克；阴虚加生地黄15克，枣皮12克；湿热重加苍术12克，黄柏10克。

用法：上药水煎取汁，每日3次，每日1剂，连服半个月，之后再用上药研粉混合，每次10克，每日3次，连服2个半月后观察。

功效：活血化瘀，清热利尿，升清降浊。主治前列腺增生。

说明：方中用穿山甲为主药，配合王不留行、红花活血化瘀散结；黄升麻、柴胡升清降浊；瞿麦、萹蓄、石韦、车前子、冬葵子、栀子、黄柏、苍术、白花蛇舌草、牛膝清热化湿利尿。共奏利尿通闭、活血祛瘀散结之功。由于增生的前列腺血液循环较差，很多药物难以进入前列腺内发挥作用故选用穿山甲活血化瘀、消癥为主药，以期直达病所，提高治疗效果。张锡纯在《医学衷中参西录》中说："穿山甲善行五脏六腑，凡血凝血聚之病，皆能开之，至癥瘕积聚疼痛麻痹，两便闭塞诸症，用药不效者，皆可以穿山甲作向导。"

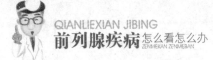
● 丹栀逍遥散加味

药方： 牡丹皮15克，栀子15克，柴胡12克，白芍15克，白术15克，茯苓20克，王不留行15克，白花蛇舌草40克，土茯苓20克，酸枣仁30克，甘草6克。

用法： 每日1剂，分2次服。

功效： 疏肝解郁，清肝泻火。主治慢性前列腺炎。

说明： 本方以逍遥散疏肝调脾，加入牡丹皮、栀子清肝泻火，在此基础上加入白花蛇舌草、土茯苓以清热解毒、杀菌，王不留行以活血化瘀、改善前列腺供血。全方具有抗焦虑、抗抑郁、消炎杀菌之功，对前列腺炎的治疗具有良好的效果。

● 复元活血汤

药方： 柴胡、红花各6克，当归、穿山甲、桃仁、天花粉、黄柏、制大黄各9克，败酱草、山药、淫羊藿、肉苁蓉各15克，甘草3克。湿热重者加蒲公英、马鞭草；瘀血明显者加三棱、莪术；体虚加党参、黄芪；腰膝酸软明显者加菟丝子、牛膝。

用法： 每日1剂，水煎，分2次服。20日为1个疗程，连服2个疗程。

功效： 清利湿热，化浊通窍。适用于前列腺炎。

说明： 慢性前列腺炎的基本病机是湿、热、瘀、虚，以肾虚为本，湿热为标，且有气血凝结、脉络瘀阻贯穿本病的始终。《医学发明》复元活血汤，化瘀与通络并举，清热与疏解共进，与慢性前列腺炎的病机较为契合。方中之穿山甲，《本草从新》称"善窜，专能行散，通经络，达病所"。针对药物难及病所（前列腺），穿山甲的应用尤为重要；大黄通泄兼散瘀，对瘀热重者尤为适宜；淫羊藿、肉苁蓉、山药缓进顾本；慢性前列腺炎患者因病而郁者较多，故用郁金助柴胡清解舒郁；蒲公英、黄柏、败酱草清热祛湿。诸药合用，则热能清，湿能化，郁结能散，瘀阻能通，从而使前列腺症状明显改善。

● 化瘀导浊汤

药方： 败酱草、丹参、赤芍、牛膝、萆薢、枸杞子、菟丝子各15克，王不留行、益智仁、皂角刺各10克，红花6～10克，泽兰10～15克，甘草6克。尿黄、尿道灼热疼痛者加黄柏、知母各10克，白茅根30克；小腹、会阴、睾丸、精索胀痛明显者加川楝子、延胡索各10克；腰膝酸软者加杜仲、续断各15克；梦遗滑精者加莲须15克，煅龙牡30克；性功能减退者加淫羊藿15克，阳起石10克；前列腺质地偏硬，高低不平或有结节者，加三棱、莪术各10克；湿热明显者，开始治疗时可减益智仁、枸杞子等补肾之品，加白茅根15克，车前子、泽泻各10克等，待湿热渐退后，再适当加补肾之品。

用法：每日1剂，水煎，分2次服。15日为1个疗程。

功效：利湿化浊，活血化瘀，补肾通淋。适用于前列腺炎。

说明：方中败酱草具清热解毒，消痈排脓，祛瘀止痛作用；王不留行既能利尿，又能活血，配合利水通淋，活血消肿之品，如车前子、白茅根、红花、丹参、泽兰、败酱草等治疗前列腺炎；赤芍、皂角刺活血消肿；萆薢利湿，分清去浊；益智仁、枸杞子、菟丝子补肾固精；牛膝引药下行，且活血祛瘀，利尿通淋，补肝肾。全方具有消中有补，不致克伐正气，补中有消，无虑留滞湿热，标本兼顾的优点。有资料证明，败酱草、黄柏、丹参具有抑菌、消炎、增强免疫力的作用，丹参、王不留行、牛膝具有改善末梢循环，抑制结缔组织增生，软化前列腺组织的作用，既降低了后尿道压力，减少前列腺内尿液反流，又促进前列腺组织的血液循环，提高组织中的药物浓度，增强抗菌效应。诸药配合可起到利湿化浊，活血化瘀，补肾通淋的作用。

● 活血清利方

药方：桃仁10克，制大黄5～10克，红花10克，炒黄柏15克，莪术10克，赤芍10克，土牛膝15克，蒲公英15克，车前草15克，赤芍10克，木通10克，败酱草15克。大便秘结者加芒硝5克；尿浊者加萆薢10克，石菖蒲10克；性欲减退、阳痿者加菟丝子10克，巴戟天10克；神经衰弱者加益智仁10克，浮小麦30克，远志10克。

用法：每日1剂，水煎，分2次服。

功效：活血通络、清利湿热。适用于前列腺炎。

说明：方中以局部辨证相结合，从活血通络、清利湿热入手，以桃核承气汤为基础，以桃仁、大黄、红花、莪术、赤芍活血通络；以黄柏、土牛膝、蒲公英、败酱草清热解毒；车前草、赤苓、木通利湿通络，共同起到消肿止痛、软化纤维组织、清热解毒利湿的效果，故取得了一定的疗效。

● 解毒化瘀汤

药方：败酱草30克，蚤休30克，蒲公英30克，土茯苓30克，生大黄12克，延胡索15克，川楝子15克，赤芍25克，丹参30克，川芎15克，红花10克。伴腰

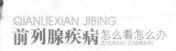
痛、性功能减退者加杜仲15克，淫羊藿15克；伴尿频明显、夜尿增多者加巴戟天20克，益智仁15克；伴心烦急躁、失眠多梦者合用甘麦大枣汤、百合知母汤；伴有前列腺增生或有结节者加三棱15克，莪术15克，穿山甲10克。

用法：煎2次共取药汁600毫升，每次服200毫升，每日3次温服。第3煎加水3 000毫升，煎取药汁2 500毫升坐浴，药液温度45～48℃，每日1次，每次30分钟。1个月为1个疗程，治疗1～3个疗程。

功效：活血祛瘀，清利湿毒。主治慢性前列腺炎。

说明：本方中败酱草、蚤休、蒲公英、土茯苓清热解毒利湿；生大黄，延胡索、川楝子、赤芍、红花、丹参、川芎活血化瘀、通络止痛，诸药合用共奏活血祛瘀、清利湿毒之效。

● 瓜蒌瞿麦汤

药方：瓜蒌根、瞿麦、山药、贝母各12克，茯苓15克，制附子10克。小便黄赤者加木通12克，车前子18克，蒲公英15克；小便清长、性功能低下者加淫羊藿12克；少腹胀痛者加乌药15克，川楝子12克；伴前列腺肥大者加炮穿山甲、莪术各10克，王不留行12克。

用法：每日1剂，水煎，分2次服。10日为1个疗程，治疗2个疗程观察疗效。

功效：健脾益肾、清热通淋、化瘀散结。适用于前列腺炎。

说明：方中以制附子、淫羊藿补肾温阳化气；山药健脾补肾扶正治其本；瞿麦化瘀通淋祛浊利尿；茯苓健脾利尿；淫羊藿温肾利尿；瓜蒌、木通、车前子、蒲公英清热通淋解毒；贝母宣肺、开提肺气以提壶揭盖；穿山甲、王不留行、莪术活血化瘀、软坚散结；乌药、川楝子行气止痛。诸药合用，共奏健脾益肾、清热通淋、化瘀散结之功。

● 加味血府逐瘀汤

药方：桃仁、生地黄、赤芍、牛膝、白花蛇舌草、败酱草各15克，红花、当归、桔梗各10克，柴胡、枳壳、甘草各6克。大便秘结者加大黄；睾丸部疼痛或精索胀痛为甚者加荔枝核、川楝子；肾虚滴白者加益智仁、山药；性功能下降者加淫羊藿、仙茅、肉苁蓉；前列腺质地略硬并有结节者加穿山甲、王不留行。

用法：每日1剂，水煎服，每日2次，1个月为1个疗程，连续治疗2个疗程。治疗期间忌辛辣刺激之品，禁止饮酒。

功效：活血化瘀，行气止痛。适用于前列腺炎。

说明：方中当归、赤芍、桃仁、红花活血化瘀；牛膝祛瘀血、通血脉并引瘀血下行；柴胡、桔梗疏肝解郁；枳壳行气止痛；生地黄凉血清热、养血润燥；白花蛇舌草、败酱草清热解毒；甘草调和诸药。诸药合用共奏活血化瘀、行气解郁、止痛清热之功效。

● 慢前汤

药方：红藤30克，赤芍15克，丹参15克，王不留行15克，泽兰15克，土茯苓30克，黄连（姜汁炒）15克，萆薢20克，野菊花15克，生黄芪30克。湿热重者加龙胆草10克；阳虚者加淫羊藿15克，巴戟天10克，肉苁蓉10克；阴虚者加枸杞子10克，女贞子20克；疼痛较明显者加延胡索10克，没药6克；胃脘不适加生姜3片，陈皮6克。

用法：每日1剂，水煎服，早、晚各1次。可同时将药渣再煎，待温坐浴15～30分钟。1个月为1个疗程，服药期间，停用其他药物。

功效：清热化湿，祛瘀通络。主治慢性非淋菌性前列腺炎。

说明：本方中丹参、赤芍、王不留行、泽兰能活血通络，促进血行，消除瘀血，还能利湿消肿，对改善会阴部疼痛和缩小肿大的前列腺起到很好作用；红藤、土茯苓、野菊花、萆薢清热利湿，解毒化浊，对改善尿频、滴白有很大效用；黄连泻火、燥湿、解毒，用姜汁炒以制其寒凉之性，以防久服败胃，且黄连清利精室湿热效强；黄芪益气利尿，拔毒排脓。诸药协同作用，使前列腺局部血流灌注增加，长期充血得以改善，腺管逐渐通畅，纤维化组织软化，炎性分泌物得以排泄。

● 慢前散

药方：萆薢20克，地肤子12克，薏苡仁30克，水蛭6克，柴胡12克，花椒20克，肉桂3克，虎杖15克，大黄5克。

用法：上方常规煎服，每日1剂，分2次口服。30日为1个疗程，治疗期间禁烟酒，忌过食辛甘及刺激性食物，禁房事，并停用其他药物。

功效：清热利湿、化瘀益肾。适用于前列腺炎。

说明：方中萆薢、薏苡仁、虎杖、地肤子清热利湿；大黄活血泻热，直达下焦；水蛭破血逐瘀，"利水道"。两者使用活血化瘀以改善前列腺局部的血液循环，使药到病所。地肤子、花椒皆有杀虫止痒之功。湿热久留不去，影

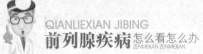

响厥阴疏泄，而柴胡具有疏肝解郁之效。日久病情由实致虚，常表现为肾阳不足，故加用肉桂以温补肾阳，通利血脉，诸药合用共奏清热利湿、化瘀益肾之功。

● 前列腺炎方

药方： 败酱草、紫花地丁各30克，萹蓄、冬葵子、乌药各9克，皂角刺、王不留行、益母草、泽兰各15克，穿山甲珠6克，琥珀粉3克。有前列腺增生者，合用桂枝茯苓丸；会阴潮湿，湿热下注者，合用龙胆泻肝丸；急性期发作见尿频、尿急者，加用鱼腥草、蒲公英；会阴坠痛者，加用牛膝、乌药等；小便淋漓、尿道烧灼感者，加用灯心草、淡竹叶；睾丸坠痛者，加用橘核、荔枝核、小茴香等；滴血者，加琥珀粉、三七粉；滴白者，加砂仁、豆蔻仁；肾气不充，合用金匮肾气丸，再加续断、桑寄生、狗脊；遗精、性功能减弱者，加莲肉、莲须、芡实、煅龙牡、沙苑蒺藜。

用法： 水煎2次，分2次温服，6周为1个疗程。生活宜忌：每晚双足热水浴20分钟，清洗肛门、生殖器，节房事，调饮食，畅情志，避免久坐，戒酒，忌食辛辣之物。

功效： 清热利湿，活血解毒。

说明： 方中败酱草、紫花地丁清热解毒；萹蓄、冬葵子、乌药降气利尿通淋；皂角刺、王不留行、益母草、泽兰、穿山甲珠、琥珀粉活血化瘀，利湿消肿散结，宁心安神。诸药合用，奏清热利湿泌浊、活血解毒消肿、化瘀宁心安神之功。故用于治疗急、慢性前列腺炎有较好的疗效。然本病病程长，治疗非一日之功，有时虽觉症状消失，但化验检查仍有异常，此时应继续服药。

● 前列舒饮

药方： 山药、牡丹皮、茯苓、生地黄、石菖蒲、穿山甲、王不留行、白花蛇舌草、乌药、败酱草、虎杖、泽泻、蜈蚣、车前子。阴虚火旺者加知母、黄柏、女贞子；阳气虚者加淫羊藿、菟丝子。

用法： 每日1剂，水煎，分2次服。14日为1个疗程。

功效： 补肾益气，化瘀通淋。适用于前列腺炎。

说明： 本病治疗以补虚、补肾为主，补肾者当选六味地黄丸。年轻体盛，阴虚火旺者多加知母、黄柏以泻其相火，加女贞子补其阴；年老阳气虚者，加淫羊藿、菟丝子以助其阳。方中虎杖、败酱草、车前子、石菖蒲开窍利湿，分清浊以通淋；穿山甲、皂角刺、王不留行、白花蛇舌草、乌药活血祛瘀、行气散结而改善前列腺局部微循环，促进增生变性之纤维组织的吸收，尤其穿山甲、皂角刺透剔穿凿之品，破坏前列腺包膜形成的屏障，利于药物进入腺体内发挥作用。

● 化瘀利湿汤

药方： 地龙、穿山甲各10克，土茯苓、白花蛇舌草30～50克，牛膝、虎杖各25克，王不留行、石菖蒲、车前子、生甘草各15克。前列腺硬结者加三棱、莪术；会阴区、睾丸痛甚者加川楝子、荔枝核、延胡索；精神抑郁者加合欢皮、五味子；性欲低下者加巴戟天、淫羊藿、蜈蚣；不育者加枸杞子、沙苑子、菟丝子、肉苁蓉。

用法： 水煎服，1日1剂，10日为1个疗程。为提高疗效，采用一方两用，嘱患者将药渣煎汤1盆，以温热感为度，先熏，待温度适宜后，坐盆内水渍至小腹，每次30分钟，每晚坐浴1次。

功效： 化瘀散结，利尿通淋。

说明： 慢性前列腺炎主要病机为湿热蕴结下焦精室，气血络脉瘀浊阻滞，使前列腺慢性充血，瘀浊阻滞腺体，腺液排泄不畅而引起本病。临床所见，患者大多初起症状表现不明显而失于调治，就诊时病程已较长。在整个疾病发生过程中始终有瘀血和湿热的病理变化。本病湿热为标，血瘀为本，两者夹杂，相互转化，致使病情复杂，缠绵难愈。化瘀利湿汤采用化瘀散结为主，利湿泄浊为辅的组方原则，促进炎症吸收组织软化，并能疏通腺管，用于治疗前列腺炎效果显著。

● 祛浊散瘀汤

药方： 牛膝、萆薢、石菖蒲、红花各12克，丹参、白花蛇舌草、土茯苓各30克，虎杖、桃仁、红藤各15克，酒炒大黄、生甘草各6克。尿道灼热、尿频者酌加萹蓄、黄柏、栀子；小腹、会阴疼痛者酌加乳香、没药、荔枝核；会阴肛门坠胀者酌加黄芪、升麻、柴胡；腰膝酸痛者酌加菟丝子、续断、桑寄生。

用法： 每日1剂，水煎，分2次服。

功效： 祛瘀散浊，活血化瘀，清热解毒。适用于前列腺炎。

说明： 方中以牛膝、红花、桃仁活血散瘀；以土茯苓、虎杖、红藤祛浊通窍；以白花蛇舌草、红藤清热解毒，活血通窍。加石菖蒲以祛浊豁痰，通精窍也；加酒炒大黄消滞通便，活血化瘀，使下焦之湿热从大便而解，寓"肾主二

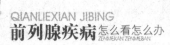
便"之意，通大便即泻肾中之湿热也；加甘草以调和诸药，共奏祛瘀散浊、活血化瘀、清热解毒之效。所以祛浊散瘀汤能瘀浊得去，精室气血通畅，其藏泄功能得以恢复，使肾气自充，败精瘀浊之邪气无所停驻，又可预防因病邪及不良因素的侵扰而使本病反复发作。

● 清淋汤

药方：炒苍术15克，炒黄柏10克，川草薢15克，土茯苓30克，猪苓20克，瞿麦12克，萹蓄12克，炒生地黄20克，山药10克，山茱萸10克，金银花20克，车前子15克，牡丹皮10克，赤芍10克，桃仁10克。肝肾阴虚症者加鲜石斛30克，麦冬15克；肾阳不足症者加锁阳20克，肉桂4克；气滞血瘀症者加炮穿山甲10克。

用法：每日1剂，水煎，分2次服。1个月为1个疗程。

功效：清热利湿，活血化瘀。适用于前列腺炎。

说明：方中的苍术、川草薢、猪苓、车前子利湿清浊；金银花、黄柏、瞿麦、萹蓄清热利湿通淋；牡丹皮、赤芍、桃仁凉血活血；炮穿山甲通络散结；生地黄、山茱萸益肾，肉桂、巴戟天温阳。诸药合用共奏清热利湿、活血化瘀、益肾之功。现代药理表明，金银花、牡丹皮、赤药、桃仁等药除具有抗菌消炎作用外，还具有促进炎症吸收，消除肉芽肿形成，改善微循环，增强巨噬细胞的吞噬功能及较强的干扰素诱发作用，有助于缓解前列腺小管因炎性渗出导致的管腔狭窄，也能明显改善前列腺修复过程的纤维组织增生和瘢痕形成。从而使后尿道压力得以减轻，减少尿液的反流，使炎性前列腺液得到充分引流。

● 血府逐瘀汤加味

药方：桃仁、生地黄、赤芍、牛膝、白花蛇舌草、败酱草各15克，红花、当归、桔梗各10克，柴胡、枳壳、甘草各6克。大便秘结者加大黄；睾丸部疼痛或精索胀痛为甚者加荔枝核、川楝子；肾虚滴白者加益智仁、山药；性功能下降者加淫羊藿、仙茅、肉苁蓉；前列腺质地略硬并有结节者加炮穿山甲、王不留行。

用法：每日1剂，水煎服，1日2次，30日为1个疗程，治疗期间忌辛辣刺激之品，禁止饮酒。

功效：活血化瘀，行气解毒。适用于前列腺炎。

说明：方中当归、赤芍、桃仁、红花活血化瘀；牛膝祛瘀血、通血脉并引瘀血下行；柴胡、桔梗疏肝解郁；枳壳行气止痛；生地黄凉血清热、养血润燥；白花蛇舌草、败酱草清热解毒；甘草调和诸药。诸药合用共奏活血化瘀、行气解郁、止痛清热之功效，故疗效较好。

● 痊前汤

药方：泽兰10克，丹参30克，王不留行10克，当归15克，穿山甲10克，虎杖15克，红藤15克，土茯苓15克，瞿麦15克。湿热重者加蒲公英、鱼腥草等；兼肾阳虚者加巴戟天、淫羊藿、补骨脂、黄芪等；兼肾阴虚者加知母、黄柏、枣皮等。

用法：每日1剂，水煎，分2次服。2周为1个疗程，一般用药3～5个疗程。

功效：活血化瘀，行气通窍。

说明：慢性前列腺炎的病机多与湿热、血瘀等相关。《景岳全书》有"淋之为病，无不由乎热剧，无容辨矣……"之说。该病患者，或喜食肥甘，或饮酒太过，酿成湿热，或不讲卫生，致湿热之邪由下窍而入，或忍精不泻，蕴而化热。由于湿热长久不清，蕴结下焦，致脉络瘀阻，形成瘀血阻滞的证候。亦有情志不调，肝失疏泄，气血流行不利，脉络瘀滞，气血凝滞。本方以泽兰、丹参、王不留行、当归、穿山甲活血化瘀；虎杖、红藤、土茯苓、瞿麦清湿热，使湿热得去，血脉得通。

● 通淋祛浊汤

药方：地肤子30克，黄芪30克，红藤30克，白花蛇舌草30克，萆薢20克，败酱草20克，穿山甲15克，党参15克，牛膝15克，威灵仙15克，王不留行15克，小茴香6克，白芥子6克，琥珀末（冲）3克，甘草3克。湿热甚，苔黄腻者，加黄柏、虎杖、蒲公英；尿道涩痛明显者，加木通、石韦；睾丸、附睾疼痛者，加荔枝核、乌药；血虚者，加当归；便秘者，加生大黄；血精者，加白茅根、藕节；腺体硬、会阴刺痛者，加三棱、莪术；若舌红、口干、脉细数为肾阴虚者，加女贞子、龟甲；舌淡、畏寒、阳痿为肾阳虚明显者，加鹿茸、肉苁蓉。

用法：每日1剂，水煎3次，前2次分早晚口服，第3次取汁，加芒硝15克溶解，于睡前趁热坐浴30分钟。2周为1个疗程，一般治疗2～3个疗程。服药期间，忌食醇酒、辛辣刺激之品，避免房事。

功效：利湿通淋，化瘀散结，固肾祛浊。主治慢性非细菌性前列腺炎。

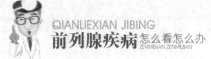
说明：方中以地肤子、白花蛇舌草、败酱草、红藤清热利湿，通利下焦；穿山甲、琥珀、威灵仙、王不留行活血散瘀，软坚散结，通窍开闭；草薢利湿祛浊；小茴香、白芥子温化痰湿，散结止痛；黄芪、党参补气以助气化；牛膝引药下行，直达病所。诸药合用，标本兼顾，祛邪而不伤正，主辅相成，相得益彰；更兼以芒硝溶入煎液，趁热坐浴，药力渗入肌肤腠理，清热解毒，疏通脉络，从而起到内外合治之目的。

● 开利散结汤

药方：肉桂6克，桔梗6克，乌药15克，木香6克，升麻6克，枳壳12克，茯苓15克，猪苓15克，泽泻15克，桃仁12克，皂角刺12克，炮穿山甲（研末冲服）9克，王不留行12克，牛膝15克。湿热加苍术15克，黄柏15克，车前草30克；肾虚腰痛者加杜仲15克，桑寄生15克，延胡索15克；气虚者加党参15克，黄芪30克。

用法：每日1剂，水煎，分2次服。

功效：温阳利水，活血化瘀，软坚散结。

说明：病位虽在膀胱，但与三焦、肺、脾、肾的关系最为密切，上焦之气不化，当责之于肺，肺失其职，则不能通调水道，下输膀胱；中焦之气不化，当责之于脾，脾土虚弱，则不能升清降浊；下焦之气不化，当责之于肾，肾阳亏虚，气不化水，肾阴亏虚，阴不化阳，均可引起膀胱气化失常，而形成"癃闭"。所以尿的排泄在膀胱，但上离不开肺的宣化，中离不开脾胃的升降，下离不开肾的温化。因此治疗时当上开肺气，中启枢机，下温肾阳，加用活血化瘀、软坚散结之品。药用升麻、桔梗、枳壳上开肺气，取"提壶揭盖"之意；用茯苓、猪苓、泽泻以利尿通淋；用肉桂、乌药温补肾阳，温阳化气利水；用炮穿山甲、皂角刺、王不留行、桃仁以活血化瘀，软坚散结消肿；牛膝补肾活血，引药下行直达病所。诸药合用，温阳化气利水，活血化瘀，软坚散结，获取佳效。

● 土茯苓汤

药方：土茯苓15克，连翘15克，地肤子15克，虎杖15克，通草10克，冬葵子10克，猪苓10克，薏苡仁10克，穿山甲10克，天花粉10克，当归10克，贝母10克。若肾阴虚者加龟甲15克，山茱萸15克；肾阳虚者加肉桂6克，淫羊藿10克；兼气虚者加黄芪15克，升麻10克；若遗精频繁者加龙骨15克，牡蛎15克；若有血尿者加小蓟15克，牡丹皮10克。

用法：每日1剂，水煎3次，前2次分早晚服，第3次兑温水后坐浴30分钟，14日为1个疗程，连续治疗2～3个疗程。治疗期间禁食辛辣、刺激之品。

功效：清热解毒，利尿通淋，活血祛瘀，软坚散结。主治慢性前列腺炎。

说明：慢性前列腺炎属于中医"淋浊"范畴，中医认为本病发病与湿热、瘀血、肾虚有关。本方以土茯苓、地肤子、连翘、虎杖、通草清热解毒，利尿通淋；猪苓、薏苡仁淡渗利湿；穿山甲、天花粉、当归、贝母活血祛瘀，软坚散结，特别是穿山甲穿透力较强，使药物能够进入病灶而起效。

● 扶正祛瘀利湿方

药方：泽兰15克，泽泻15克，王不留行15克，丹参20克，车前子20克，猪苓15克，茯苓15克，黄芪20克，生地黄15克，山药15克，鳖甲15克（先煎），虎杖15克，桔梗10克。血尿明显者加琥珀末、白茅根；阳虚者加肉苁蓉、菟丝子；血虚明显者加阿胶、当归；大便秘结者加火麻仁；尿中有白细胞者加蒲公英、白花蛇舌草；前列腺质硬者加穿山甲、黄药子。

用法：每日1剂，水煎2次，分2次口服。外用小茴香、葱白、红藤各等分炒热纱布包裹，熨敷小腹部。日行2次，2日1剂。30日为1个疗程，治疗2个疗程统计疗效。

功效：益气养阴，活血通络，利湿清热。主治前列腺增生。

说明：本方选黄芪、生地黄、山药、茯苓、鳖甲等药以健脾益气养阴；泽兰、虎杖活血通络利水；猪苓、泽泻、车前子利湿清热；王不留行、丹参、穿山甲活血化瘀；桔梗宣肺理气行瘀。外用药葱白、小茴香、红藤是在局部直接起行气通窍、散瘀解毒之功用。内服、外敷联合运用旨在调节膀胱的气化功能，改善局部血液循环，促进前列腺增生组织缩小，解除梗阻之症。诸药合用，扶正不敛邪，利湿不伤阴，祛瘀不破血，标本同治，故取得满意疗效。

● 启闭通关汤

药方：黄芪15克，车前草15克，白术15克，赤芍15克，琥珀末（冲服）3克，金钱草15克，甘草10克，大黄10克，川楝子15克，制附子2克，石菖蒲20克，穿山甲10克。气虚明显者加党参30克，升麻10克；阳虚者加肉桂3克，淫羊藿15克，巴戟天15克；阴虚者加生地黄20克，女贞子15克，墨旱莲15克；瘀热内蕴者加败酱草15克，黄柏15克；情志不舒者加柴胡8克，香附15克；伴饮食欠佳者加麦芽30克，鸡内金15克；附睾硬结伴疼痛者加小茴香8克，荔枝核15克。

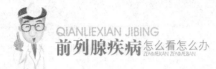

用法： 每日1剂，水煎服。1个月为1个疗程，共3个疗程。

功效： 通瘀散结，利水通闭。主治前列腺增生。

说明： 本方中穿山甲、赤芍、琥珀等活血化瘀，能使毛细血管通透性增强，有利于肿大包块的吸收和排泄，同时也能增强吞噬细胞的吞噬功能，促进对肿大包块的分解、吸收；黄芪升气补中，助阳化气；车前草主气癃，利水道，两药一升一降，下走膀胱以行水；甘草补三焦元气，可升可降，助气化通其闭塞；黄芪、白术补气，一则气旺则血行，增强活血之功，二则助膀胱气化，促小便下行；附子引药入于下焦，并有引火归原之功。因为本病灶在隐蔽之处，非用香窜之药不能透达病所，故用麝香，一般用石菖蒲代。诸药合用，通瘀散结，利水通闭。

● 前列通

药方： 熟地黄15克，肉桂6克，穿山甲15克（先煎），皂角刺15克，石见穿30克，大黄10克，三棱12克，贝母15克，当归10克，炙鳖甲15克（先煎），蜈蚣10克。兼湿热者，佐清热利湿之品，滑石、甘草各9克，泽兰15克，车前子15克（包煎）；兼中气不足者，佐益气补中之品，欲降先升，加生黄芪24克，枳壳30克，升麻8克；兼急性尿潴留者，佐开宣肺气之品，提壶揭盖，加荆芥12克，桔梗12克。

用法： 水煎服，隔日1剂，2次分服。

功效： 补肾益气，活血化瘀，祛痰散结。主治前列腺增生。

说明： 本方中熟地黄、肉桂，补肾益元，作强气化，水道畅通，有肾上腺素能受体阻断作用。血实者宜决之，大黄、三棱、当归活血破瘀散结；穿山甲、鳖甲溃坚消肿；皂角刺、石见穿、贝母、蜈蚣，祛痰理气通络。前列腺乃督、任、冲三脉必经之处，为多血之脏，易瘀易滞，用化痰活血药，可以改善微循环，解除下尿路梗阻。诸药合用，标本兼治，能明显改善尿流率，减少残余尿量，缓解排尿症状。本方蜈蚣用量较大，临床使用最好从小剂量开始，发现中毒反应要立即停药。

● 通淋消癃汤

药方： 菟丝子、王不留行各30克，山茱萸、炒穿山甲珠、枸杞子、仙茅、冬葵子各15克，肉桂4克，沉香5克。肾虚症状明显，怯寒，腰膝发冷，夜尿10次以上，舌淡，脉细而沉者，基本方加鹿胶、附子各10克；瘀阻症状明显，尿点滴而下，余沥不尽，或少腹胀痛，舌有瘀点或瘀斑，脉沉缓或沉涩者，基本方加桃仁、红花各10克，丹参30克；夹热症状明显，尿少而赤黄，尿急尿痛或血尿，大便秘结，舌红少津，脉细数或弦数者，基本方加琥珀4克，黄柏、知母各15克；伴急性尿潴留者，下腹、会阴部热敷；针刺关元、三阴交、阴陵泉或在无菌操作下导尿。

用法：每日1剂，水煎，分2次服。

功效：温肾益气，开窍通淋。主治前列腺增生。

说明：临床85%以上的病例源发于慢性前列腺炎的基础之上。而慢性前列腺炎的发病，与手淫或性生活过度频繁有密切关系。因此，补肾为治疗本症的基本法则。通淋消癃汤的主要功用是温阳益肾，重用菟丝子，加用鹿胶、制附子等，目的在于增强温阳益肾，启运水液的功效。

●通淋补肾汤

药方：生地黄20克，泽泻10克，枣皮15克，山药20克，茯苓15克，王不留行15克，三棱15克，莪术15克，牡丹皮10克，肉桂6克，车前子15克，牛膝12克。腰膝酸软者加杜仲、续断；湿热内蕴者加黄柏、知母；阳虚不足者加仙茅、制附子；气虚者加党参、黄芪。

用法：以上药首次加水800毫升，文火煎至120毫升；第2次加水400毫升，煎至150毫升。每剂煎2次，2次药液混合，上下午2次分服，1个月为1个疗程。

功效：补肾化瘀，通淋利水。主治慢性前列腺炎、前列腺增生。

说明：本方是在六味地黄汤基础上加减而成。方中茯苓、泽泻、车前子降浊利水，具有改善前列腺分泌、促进腺体消肿之功；生地黄、枣皮、山药滋阴补肾，佐以肉桂鼓舞肾阳，正所谓"无阳则阴无以化，无阴则阳无以生"。阴阳互长，肾气充足，则内分泌功能恢复正常，有利于增生腺体的吸收；王不留行、三棱、莪术软坚化结，活血化瘀，能促进局部血液循环，减轻局部炎症，抑制和消除纤维结缔组织增生，使腺体变软缩小；牡丹皮清热，减轻局部炎症反应；更用牛膝之补肾化瘀，引药下行直达病所之力。诸药合用，共奏补肾化瘀、通淋利水之功。

● 通淋汤

药方：猪苓15克，茯苓15克，瞿麦15克，萹蓄15克，车前子15克，木通6克，草薢15克，泽泻15克。湿热下注型，加黄柏15克，茵陈15克，金钱草15

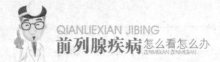
克；肾阴亏虚型，加生地黄20克，山药15克，牡丹皮15克，桑椹15克；精血瘀阻型，加桃仁15克，红花10克，川芎15克，益母草20克，赤芍15克。

用法：每日1剂，分3次服，2周为1个疗程，连续治疗2～3个疗程。

功效：利水通淋。主治慢性前列腺炎。

说明：方中猪苓、茯苓、泽泻利水渗湿；瞿麦清心热、利小便与膀胱湿热；萹蓄清利下焦湿热，降火通淋；木通、车前子利水通淋；萆薢利湿浊。诸药合用共奏利水通淋之功。根据辨证，属湿热下注型加重清利湿热之药；属肾阴亏虚型加重滋阴补肾药；属精血瘀阻型加重活血化瘀药。

● **通窍煎**

药方：熟地黄、山茱萸、泽泻、淫羊藿、当归尾、炮穿山甲、桃仁各10克，茯苓、猪苓、白术各15克，肉桂、生大黄各6克。

用法：每日1剂，水煎，分2次服，4周为1个疗程。

功效：活血化瘀，通窍利水。主治前列腺增生。

说明：前列腺增生属于中医学"精癃病"范畴。根据"精癃"之证，传统医学之机制概属于肾。年过"五八"之后，肾气渐衰，阳气虚弱，导致膀胱气化失职，州都管辖无能；年老肾虚不足，相火妄动，煎熬津液，血脉不利，瘀血败精，积结成块（前列腺体积增大），阻塞于膀胱尿道之间，水道决渎不利及精关不固，形成"精癃"之理论。因此，肾虚气化不利和瘀结内阻是本病症的最重要因素。方中熟地黄、山茱萸滋补肾阴，壮水之主；肉桂、淫羊藿益火之源，补水中之火，鼓舞肾气；泽泻、茯苓、猪苓直走膀胱，化决渎之气；白术分利三焦水道；尤以山甲走窜之物和归尾、桃仁，有散瘀精通溺窍，以利开关，启开合之功，使排尿通畅。

● **下尿涌泉丹**

药方：蒲公英30克，瞿麦30克，龙胆草30克，车前子30克，王不留行20克，炒穿山甲20克，升麻6克，菟丝子30克，麝香1克，白胡椒10克。

用法：上药共研细末，瓶装备用。临用时，取药末10克，以温水调和成团，涂以神阙穴，外盖纱布用胶布固定，3日换药1次，10次为1个疗程，3个疗程后统计疗效。

功效：清热利湿。主治前列腺增生。

说明：良性前列腺增生症属于中医"癃闭"范畴。下尿涌泉丹中蒲公英、瞿麦、龙胆草、车前子清热利湿，解毒；王不留行、炒穿山甲活血通经；升麻升清降浊；麝香辛散温通，芳香走窜，通行十二经，其开窍、活血、通经达络、消肿、防腐、止痛之功，颇为显著；菟丝子补肾益精；白胡椒温中散寒、行气止痛。诸药合用，则湿热得清，癃闭自愈，尿如涌泉矣。神阙穴与全身经络相通，与脏腑相连，该穴用药，既可激发经络之气，又可通过药物在局部的吸收，发挥明显的药理作用。临床观察下尿涌泉丹对下焦湿热与下焦湿热伴有瘀血阻滞型良性前列腺增生确有较好疗效。

● 益气软坚汤

药方：党参、黄芪、王不留行、牡蛎各30克，白术20克，山茱萸、穿山甲各15克，莪术12克，三棱、川芎各10克，肉桂5克，水蛭6克。痛甚者，加小茴香、荔枝核、土木香；尿频急者，加石韦、萹蓄、木通。

用法：每日1剂，水煎服，1个月为1个疗程，连用3个疗程。

功效：益气健脾，补肾化瘀，软坚散结。主治前列腺增生。

说明：党参、黄芪、白术可以益气健脾；肉桂、山茱萸能温阳补肾；三棱、莪术、穿山甲、川芎、王不留行、牡蛎、水蛭化瘀软坚散结。因此，合用这些药能益气健脾补肾、活血化瘀、软坚散结。同时，还可以调整机体自身的免疫功能，改善微循环，改善前列腺组织供血，令炎症消失及肿块缩小。

● 益肾祛瘀汤

药方：肉苁蓉、山茱萸各12克，淫羊藿30克，王不留行12克，炙穿山甲片9克（先煎30分钟），三七粉3克（冲服），蒲黄（包）10克，泽泻15克，车前子（包）20克，牛膝15克。肾阳虚者加附子、肉桂；阴虚火旺者加知母、黄柏；气虚明显者加黄芪、党参；阴阳两虚者加人参、紫河车、鹿角。

用法：每日1剂，加水1500毫升，文火煎至约150毫升，日服2次，每次150毫升。

功效：补肾利尿，活血祛瘀。主治前列腺增生。

说明：肉苁蓉、山茱萸补而不燥，壮肾阳滋肾阴，为平补阴阳之佳品；加淫羊藿补肾之力倍增，肾气充实使下焦水道通调，排尿畅利；王不留行子行气导滞；穿山甲软坚散结；三七祛瘀散结，蒲黄有行血消瘀、止血消肿之功，共奏软化增大腺体之功。车前子、泽泻宣泄肾浊，牛膝导诸药下行。

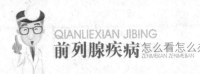
● 益肾化瘀通淋汤

药方：党参、丹参、淫羊藿、萆薢、菟丝子、黄柏各20克，黄芪、山药各30克，山茱萸、熟地黄、牡丹皮、知母、莪术、牛膝各12克。湿热甚，尿频、尿急、尿痛明显，苔黄腻者，加滑石20克，车前草15克，蒲公英30克；会阴、肛门坠胀明显者，加乌药20克，小茴香12克，荔枝核15克；性功能减退者，加巴戟天、肉苁蓉、葫芦巴、仙茅各15克；腺体硬、会阴刺痛明显者，加全蝎6克，三棱15克。

用法：每日1剂，水煎服，1个月为1个疗程，连续治疗2个疗程。

功效：补肾益精，清热除湿，化瘀通络。主治慢性前列腺炎。

说明：本方药用党参、黄芪扶正益气；熟地黄补精血、滋肾水；山茱萸补益肾阴；淫羊藿、菟丝子温肾助阳；山药健脾固肾涩精；牛膝补益肝肾，引药下行。诸药促使肾阴肾阳充盈、膀胱滋润以恢复气化。

● 滋阴利湿汤

药方：生地黄20克，麦冬20克，鳖甲15克（先煎），阿胶10克（烊冲），猪苓20克，茯苓20克，泽泻20克，车前子20克，滑石20克（包煎），党参20克，王不留行10克，丹参20克。气虚者，加生黄芪；便秘者，加火麻仁；纳差者，去阿胶，加鸡内金；尿中有红细胞者，加白茅根；尿中有脓细胞、白细胞者，加白花蛇舌草、蒲公英；前列腺质地较硬者，加重鳖甲用量，并加穿山甲、桃仁。

用法：每日1剂，加水500毫升，煎之取汁300毫升，分2次服，1个月为1个疗程，治疗3个疗程统计疗效。忌食辛辣、油腻刺激等食物，戒除烟酒。

功效：益气养阴，利湿清热。主治前列腺增生。

说明：本方选用生地黄、麦冬、鳖甲、阿胶、党参等药，益气养阴以扶正治本；选用猪苓、茯苓、滑石、泽泻、车前子之类利湿清热，通小便以治标；适当加用王不留行、丹参、穿山甲、桃仁等药活血祛瘀，以改善局部血液循环，有利于肿大的前列腺得以缩小。

穴位疗法帮助前列腺恢复健康

对于前列腺疾病的患者来说，要利用经络来养生保健，首先要认识经络和腧穴。那么，现在就让我们来学习一下吧。

1. 揭开经络的神秘面纱

（1）认识经络的真面目　经络是人体运行全身气血的通路。它不仅联络着脏腑肢节，而且还有着沟通上下内外的作用。那经络到底是指什么呢？经，即为经脉；络，又称络脉。其中，经脉属于主干，而络脉则属于分支。经脉大多在深部循行，络脉在较浅的部位循行，甚至有的脉络还会在体表显现出来。与具有一定的循行路径的经脉不同，络脉的循行是纵横交错，网络全身的。它会把人体所有的脏腑、器官、孔窍及皮肉筋骨等组织联结成一个统一的有机整体。所谓经络系统，通常包括十二经脉、十二经别、十五络脉、奇经八脉以及其外围所联系的十二经筋和十二皮部。其中，十二经脉与奇经八脉中的任脉、督脉合称为十四经，也是临床针灸的时候常用的部位。

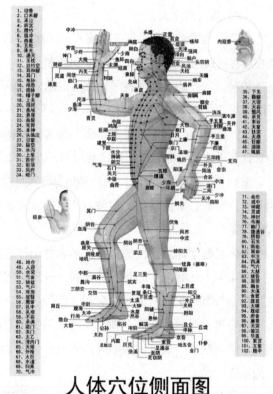

人体穴位侧面图

（2）了解十四经的分布情况　在十四经的分布中，手经分布在人体上肢，足经分布在人体下肢，阴经分布在肢体的内侧，从上到下依次为太阴、厥阴、少阴，内属五脏；肢体外侧的为阳经，从前到后为阳明、少阳、太阳，依次排开。

2. 浅谈腧穴

（1）腧穴的内涵　穴位是人们对腧穴习惯上的称呼。所谓穴位，是指临床上针灸和艾灸的部位，也是人体脏腑经络之气输注结聚于体表的所在。通常，当人体某些内脏出现病症的时候，就会在所属经络的某些腧穴出现相应的病理反应，比如，压痛点或特殊的过敏点等。而针灸疗法，就是通过刺激这些"点"来调整经络与脏腑的功能的。

（2）腧穴的分类

①经穴。属于十四经系统的腧穴，又称正穴，大约有360个。其中，特定穴是指具有特殊治疗作用并有特殊称号的腧穴。

②阿是穴。是一种没有固定位置的腧穴，以压痛点或其他反应作为腧穴，所以又叫"压痛点"、"天应穴"。

③经外奇穴。奇，相对于"正"而言，是指没有归属于十四经的腧穴，因为其具有奇效，故称"奇穴"，常用的经外奇穴大约有100多个。

（3）常见的定位方法　我们都知道取穴是否准确，对临床的疗效有着重要的关系。因此，掌握常见的定位方法是非常有必要的。那么，常用的取穴方法有哪些呢？

①体表解剖标志定位法。所谓体表解剖标志定位法，即自然标志定位法，是一种依据人体解剖学的各种体表标志确定腧穴位置的方法。其中，固定的标志是指由骨节和肌肉所形成的突起、凹陷、五官轮廓、发际、指（趾）甲、乳头、肚脐等；而活动标志，则是指各部的关节、肌肉、肌腱、皮肤随着活动而出现空隙、凹陷、皱纹、尖端等。不过，想要让这些标志出现，就需要采取相应的姿势。

②骨度分寸定位法。骨度量定位法，是指将体表骨节全长进行规定，一次来折量全身各部的长度和宽度，进行穴位分寸定位的方法。

③手指同身寸定位法。手指同身寸定位法，是一种以患者本人手指所规定的分寸为依据来量取腧穴的方法。比如，中指同身寸是以患者的中指中节屈曲时，内侧两端纹头之间作为1寸，可用于四肢部取穴的直寸和背部取穴的横寸；横指同身寸是由患者将食指、中指、无名指和小指并拢，以中指中节横纹为

准，四指衡量作为3寸。

④简便取穴法。所谓简便取穴法，是一种很简单的取穴方法，比如，直立位，两手下垂，中指尖取风市穴等。通常这种取穴法不作为主要的方法，而只是一种辅助的方法。

治疗前列腺炎的常用穴位

1. 水道

定位：在下腹部，当脐下3寸，距前正中线2寸。

主治：小腹胀满，腹痛，小便不利。

功用：通调水道，行气止痛。

2. 归来

定位：在下腹部，当脐下4寸，距前正中线2寸。

主治：小腹痛，茎中痛，小便不利。

功用：行气止痛，利水。

3. 下巨虚

定位：在小腿前外侧，当犊鼻下9寸，距胫骨前缘一横指。

主治：小腹痛，腰脊痛引睾丸，泄泻。

功用：分清泌浊。

4. 三阴交

定位：在小腿内侧，当足内踝尖上3寸，胫骨内侧缘后方。

主治：小便不利，遗尿，泄泻，腹胀遗精，阳痿，早泄，阴茎痛，疝气，水肿，失眠，不孕。

功用：清热化湿，健脾益气，活血化瘀，养血育阴。

5. 阴陵泉

定位：在小腿内侧，当胫骨内侧，髁后下方凹陷处。

主治：小便不利或失禁，阴茎痛，遗精。

功用：健脾利湿，调补肝肾。

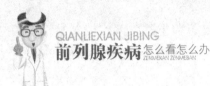
6. 地机

定位：在小腿内侧，当足内踝尖与阴陵泉的连线上，阴陵泉下3寸。

主治：腹痛，水肿，小便不利，泄泻，遗精，腰痛不可俯视。

7. 血海

定位：屈膝，在大腿内侧，髌骨内侧端上2寸，当股四头肌内侧头的隆起处。

主治：丹毒，小便淋漓，股内侧痛。

功用：调经统血，健脾渗湿。

8. 箕门

定位：在大腿内侧，当血海与冲门连线上，血海上6寸。

主治：小便不通，五淋，遗尿，腹股沟疼痛。

功用：渗湿通淋，行气止痛。

9. 心俞

定位：在背部，当第5胸椎棘突下旁开1.5寸。

主治：惊悸，梦遗，失眠，健忘，心烦。

功用：益气养心，通阳安神。

10. 肾俞

定位：在腰部，当第2腰椎棘突下旁开1.5寸。

主治：遗精，阳痿，早泄，不孕，不育，遗尿，小便不利，水肿。

功用：益肾助阳，纳气行水。

11. 膀胱俞

定位：在骶部，当骶正中嵴旁开1.5寸，平第2骶后孔。

主治：遗尿，遗精，小便不利，泄泻，腰骶部疼痛。

功用：清热利湿。

12. 上髎

定位：在骶部，当骶后上棘与后正中线之间，正对第1骶后孔。

主治：小便不利，遗精，遗尿，腰痛。

功用：强健腰膝，疏利下焦。

13. 次髎

定位：在骶部，当骶后上棘内下方，正对第2骶后孔。

主治：腰痛，小便不利，遗精，遗尿。

功用：强壮腰膝，疏利下焦。

14．中髎

定位：在骶部，当次髎内下方，正对第3骶后孔。

主治：小便不利，赤白带下，便秘，腰痛。

功用：强壮腰膝，疏利下焦。

15．下髎

定位：在骶部，当中髎内下方，正对第4骶后孔。

主治：腰痛，小便不利，小腹痛，便秘。

功用：强壮腰膝、疏利下焦。

16．委中

定位：俯卧，在膝后腘窝横纹中点，当股二头肌腱和半腱肌肌腱的中间。

主治：小便不利，遗尿，丹毒。

功用：凉血，泻热，舒筋通络。

17．涌泉

定位：正坐或仰卧，跷足，在足底部，二三趾趾缝纹头端与足跟连线的前1/3和后2/3交点上。

主治：小便不利，便秘。

功用：益肾通便，宁神息风。

18．太溪

定位：在足内侧内踝后方，当内踝尖与跟腱之间的凹陷处。

主治：遗精，阳痿，小便频数，失眠，健忘，腰脊痛。

功用：益肾纳气，滋阴助阳。

19．照海

定位：在足内侧，内踝尖下方凹陷处。

主治：小便不利，小便频数，失眠。

功用：滋阴补肾，调理水道。

20．大赫

定位：在下腹部，当脐下4寸，前正中线旁开0.5寸。

主治：阴挺，小便不利，小便频数。

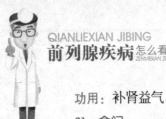
功用：补肾益气，通调下焦。

21. 命门

定位：在腰部，当后正中线上，第2腰椎棘突下凹陷中。

主治：阳痿，遗精，遗尿，小便频数，泄泻。

功用：温肾壮阳。

22. 会阴

定位：在会阴部，男性当阴囊根部与肛门连线的中点。

主治：小便不利，阴痛，遗尿。

功用：益肾回阳。

23. 中极

定位：在下腹部，前正中线上，当脐下4寸。

主治：小便不利，遗尿，遗精，阳痿，早泄。

功用：益肾助阳。

24. 关元

定位：在下腹部，前正中线上，当脐下3寸。

主治：小便频数，遗尿，尿闭，腹痛，遗精，阳痿，早泄。

功用：导赤通淋，培补元气。

25. 气海

定位：在下腹部，前正中线上，当脐下1.5寸。

主治：遗尿，遗精，阳痿，早泄，腹痛。

功用：益气，助阳，固精。

26. 神阙

定位：在腹中部，脐中央。

主治：水肿，泄泻，腹痛，脱肛，虚脱。

功用：利水固脱，温阳救逆。

27. 行间

定位：在足背侧，当第1、2足趾间，趾蹼缘的后方，赤白肉际处。

主治：小便不利。

功用：清泻肝火，平肝息风。

28．曲泉

定位：在膝内侧，屈膝，当膝关节内侧面横纹内侧端，股骨内侧髁的后缘，半肌腱、半膜肌止端的前缘凹陷处。

主治：小便不利，腹痛，遗精，阴痒，膝痛。

功用：清利湿热，疏利下焦。

29．腰阳关

定位：在骶部，当后正中线上，正对骶骨管裂孔。

主治：遗精，阳痿，腰骶痛，下肢痿痹。

功用：温肾壮阳，散寒除湿。

30．阴谷

定位：在腘窝内侧，屈膝时当半腱肌与半膜肌之间。

主治：阳痿，疝气，小便难，阴中痛，膝股内侧痛。

功用：滋阴益肾，通络安神。

认清人体与前列腺相关的各个穴位，并结合贴敷、按摩、针灸、刮痧等方法治疗，可以减轻前列腺疾病患者的痛苦。像慢性前列腺炎这种疾病，绝不是不治之症，重要的是诊断无误，分好类型，有病不乱投医，不乱治。

针灸，经络上的艺术

针灸作为我国古老的一种医疗手段，虽然治疗过程比较漫长，但却有着非常神奇的治疗效果。古代中医学家认为："药所不为，针之所宜；针所不为，灸之所宜。"针灸法作为一种治疗手段，通过刺激人体腧穴、经络，调动体内抗病能力，调节机体虚实状态，达到阴阳平衡和防病治病的目的。在临床上，尤其是对药物疗效不佳的前列腺疾病患者，运用针灸法治疗可取得良好疗效。

中医学经络理论认为，前列腺主要与人体经

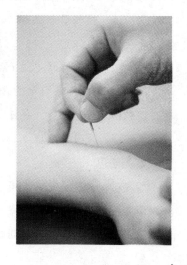

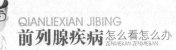

络中的足少阴肾经、足厥阴肝经、督脉、任脉有密切联系，所以前列腺疾病的临床症状也多表现在这4条经络的循行路径上。例如，这4条经络都通过会阴到达了小腹，因此前列腺疾病患者在这些部位表现出的症状就相对比较多一些；其疼痛可循经传导至会阴、小腹、上腹、两肋、腰背、下肢等处；因足厥阴肝经及督脉上达头部，所以常见头痛、眩晕、健忘等症；足少阴肾经络膀胱，上至胸部，故可见心胸烦闷，或惊恐不适、小便不利，甚至尿闭等症；而足厥阴肝经，络胆属肝，布于胁肋，因此前列腺疾病就常常会引起胁肋胀满、情致抑郁、心烦易怒等症。

针灸疗法对于缓解上述前列腺疾病的症状有着很好的效果，下面就是几个具体的针灸疗法的介绍：

● 方法一

取穴：关元、中极、太冲、会阴。

用法：用平补平泻法，得气后留针。关元、太冲穴各加灸3壮，中极穴针感向下放射，会阴处点穴按摩，并与艾灸交替进行15～30分钟，隔日1次。

适应证：湿热下注、精关不固型慢性前列腺炎。

● 方法二

取穴：①大椎、尺泽、合谷、复溜。②次髎、曲池、足三里。③秩边、三阴交、中极。④肾俞、关元、太溪。⑤膀胱俞、阴陵泉、行间。

用法：实症，重刺激泻之；虚症，轻刺激或艾灸补之；虚实夹杂，随症施治。每日选择一组，采用提插和捻转手法，每日1次，20次为1个疗程。

适应证：慢性前列腺炎。

● 方法三

取穴：取前列腺特定穴（位于会阴穴至肛门的中点）。

用法：用28号3～4寸毫针直刺1～2寸深，得气后小幅度提插2～3次后捻转，留针约20分钟出针，每日1次，10次为1个疗程。

适应证：慢性前列腺炎。

● 方法四

取穴：心俞、关元、太溪、涌泉、三阴交（以足少阴肾经穴为主）。

用法：用平补平泻法，每日1次，10次为1个疗程。

适应证：肝肾阴虚型前列腺炎。

● 方法五

取穴：秩边、太冲（足太阳膀胱经、足厥阴肝经穴为主）。

用法：用泻法，每日1次，10次为1个疗程。

适应证：瘀血阻滞型慢性前列腺炎。

● 方法六

取穴：会阴、肾俞。

用法：会阴穴用26号针直刺2～3寸，重刺，不留针；肾俞穴用28号针斜向脊柱方向刺入1寸左右，每日或隔日1次，10次为1个疗程。

适应证：慢性前列腺炎。

● 方法七

取穴：中极、关元、膀胱俞、阳陵泉。

用法：用平补平泻法，每日1次，10次为1个疗程。

适应证：湿热型慢性前列腺炎。

● 方法八

取穴：肾俞、膀胱俞、三阴交。

用法：用平补平泻法，每日或隔日1次，10次为1个疗程。

适应证：慢性前列腺炎。

● 方法九

取穴：关元、气海、三阴交、足三里。

用法：用平补平泻法，每日或隔日1次，10次为1个疗程。

适应证：合并神经衰弱及阳痿的前列腺炎。

小小火针治大病

火针疗法在古代被称为"焠刺"、"燔针劫刺"、"烧针"等，它主要的操作过程是将针在火上烧红后，快速刺入人体，以治疗疾病。

那么患者如何应用火针疗法呢？

取穴：会阴、曲骨、三阴交、肾俞。

操作：每次取2～3穴。穴区常规消毒后，以细火针在酒精灯上烧红点刺，曲

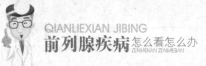

骨、会阴不宜过深。隔日1次或每周2次，10次为1个疗程。

拔罐，把毒素统统拔出去

拔罐疗法是中医学的一个重要组成部分，是我国最古老的一种治病方法。它是以各种罐为工具，利用燃烧、抽气等方法，排出罐内空气，造成罐内负压，使其吸附于人体一定部位以调节经络功能、治疗疾病的一种外治方法。

1. 拔罐的作用

（1）扶正祛邪，调整阴阳　中医学认为，正气是指人体的功能活动和抗病能力；邪气是指各种致病因素。人在正常情况下，各种组织、脏器的功能活动应保持协调统一，即处于阴阳相对平衡状态。如果某种致病因素侵犯人体，使脏腑经络功能失调、气血阴阳失去平衡，则会导致各种疾病。

拔罐疗法通过经络腧穴配伍及其他疗法相互配合，拔出体内各种邪气，邪去正安。如由风、寒、湿邪引起的痹症，可在疼痛部位进行刺络拔罐，拔出病邪，则气血得以正常运行而病自愈；同时能够调整阴阳，使机体重新达到平衡状态。如拔关元穴可以温阳散寒，而刺络拔大椎穴可清阳泻热。

（2）疏通经络，宣通气血　人体的五脏六腑、四肢百骸、五官九窍、皮肉筋骨等组织器官保持着协调统一，构成一个有机的整体，这种相互联系、有机配合是依靠经络系统的沟通得以实现的。

人体各个脏腑组织器官均需要经络运行的气血温养濡润，才能发挥其正常作用。经络气血通达则人体健康；若阴阳失调、邪正相争，经络之气亦随之逆乱，气血运行被阻，则会发生各种疾病。而在相应病所（如阿是穴）拔罐，可使阻塞的穴位、经络得以开通，气血得以通达。中医常说："（经络气血）不通则痛，痛则不通。"拔罐可疏通经络，所以对颈椎病、肩周炎、腰腿痛等痛症，用拔罐效果颇佳。

（3）消肿止痛　由于"祛除病邪，吸拔出有害物质"，增强了血流量，邪去而肿消、络通而痛止，从而达到了"消肿止痛"的目的。实践证明，缓慢而轻的手法对神经系统具有镇静作用；急速而重的手法对神经系统具有兴奋作用。

（4）祛湿逐寒，通利关节　寒则气凝，瘀则气滞。气行则血行，气滞则血瘀。由于寒、气、血互为因果的关系，从而形成气滞血瘀之病变。拔罐疗法，利用罐内负压能吸出血脉中的风寒湿邪，使气血疏通，瘀滞消散。故拔罐疗法有祛风散寒、祛湿逐邪、温通血脉、舒筋止痛的功效。

（5）预防保健作用　拔罐法的预防保健作用又包括健康保健预防与疾病防变两类。

拔罐法的作用部位是体表皮肤，皮肤是机体暴露于外的最表浅部分，直接接触外界，且对外界气候等变化有适应与防卫作用。皮肤之所以具有这些功能，主要依靠机体内卫气的作用。卫气出于上焦，由肺气推送，先循行于皮肤之中，卫气调和，则"皮肤调柔，腠理致密"。（《灵枢·本脏》）健康人常做拔罐（如取背俞穴、足三里穴等）可增强卫气，卫气强则护表能力强，外邪不易侵表，机体自可安康。若外邪侵表，出现恶寒、发热、鼻塞、流涕等表征，及时拔罐（如取肺俞穴、中府穴等）可将表邪及时祛除，以免表邪不祛，蔓延五脏六腑而生大病。

2. 拔罐的现代研究

近年来，通过对拔罐疗法的大量临床观察，以及借助现代临床技术手段进行的实验研究，对拔罐疗法治病原理有了新的认识。其作用机制主要有以下几个方面：

（1）机械刺激作用　拔罐疗法是一种刺激疗法，拔罐时可以对皮肤产生一种机械刺激作用。拔罐时的负压及实施走罐等手法时的牵引、挤压刺激，可使局部组织高度充血，气体交换加强；同时使毛细血管通透性强，甚至破裂，血液溢出到组织间隙，产生瘀血，引起自身溶血反应。由于红细胞遭到破坏，释出大量血红蛋白，从而给机体造成一种良性刺激。

（2）温热刺激作用　拔罐的温热刺激作用，以火罐和竹罐较为明显。

温热刺激能扩张局部血管，加快局部血液循环，使新陈代谢加强，从而加速体内废物及毒素的排出，改善局部营养状态。

（3）调节作用　许多临床研究都证明，拔罐疗法对神经系统、血液系统具有调节作用，能够提高机体免疫力。拔罐时产生的负压、吸拔刺激，通过局部皮肤和毛细血管的感受器，经过传入神经，传入大脑皮质，使大脑皮质兴奋，调节神经系统趋于平衡状态。因此，拔罐疗法对神经系统具有双向调节作用。同时拔罐疗法能使局部组织充血、出血，血管内外相对平衡环境被打破，造成

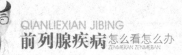
血管壁及细胞壁通透性增强，从而刺激血液中某些化学成分产生，如干扰素、调理素等，且能大大提高吞噬细胞的吞噬作用，增强机体的免疫力。

拔罐疗法的温热刺激和机械刺激还能使毛细血管扩张，皮肤温度感受器受到刺激，通过下丘脑体温调节中枢，调节机体产热和散热过程，使体温恢复正常。

3. 前列腺疾病的拔罐疗法

前列腺疾病具体的拔罐疗法，以前列腺增生为例：

选穴：肾俞、膀胱俞、气海、中极、足三里、血海、阴陵泉、三阴交、太溪。

方法：取上穴，以单纯火罐法吸拔穴位，留罐10～15分钟，每日或隔日1次。

4. 拔罐后的生活护理

（1）加强锻炼，坚持中速步行，每日2～3次，每次30分钟。

（2）注意调节情志，切忌纵欲房事。

（3）注意调节饮食，不要过食肥甘刺激之物，以免湿热内生。

（4）不过度饮酒，更应忌酒后性生活。

（5）注意保持会阴部清洁，勤换内裤，以免皮肤和尿路感染。

（6）不要憋尿，憋尿会使膀胱过度充盈，使逼尿肌张力减弱。

5. 拔罐时的注意事项

（1）拔罐时应保持室内空气清新、温度适中。夏季避免风扇直吹，冬季做好室内保暖，尤其对需宽衣、暴露皮肤的患者应令其避开风口，以免受凉感冒。

（2）注意清洁消毒。施术者双手、患者拔罐部位均应清洁干净或常规消毒，拔罐用具必须常规消毒。

（3）拔罐的工具必须边缘光滑，没有破损。

（4）在拔罐过程中，罐具适中，使罐拔得紧而又不过，当罐数目较多时，罐具间的距离不宜太近，以免罐具牵拉皮肤产生疼痛或罐具互相挤压而脱落。

（5）若需走罐，要掌握手法轻重，由上而下走罐，并不时蘸植物油或水保持润滑，以免刮伤皮肤。

（6）拔罐后，要根据患者的病情、皮肤情况，并结合季节的不同，选取不同的留罐时间。病情轻，皮肤娇嫩，夏季炎热之时，留罐时间应稍短；若病情较重，皮肤粗糙，冬季寒冷之时，留罐时间相对应稍长。

（7）拔罐可使皮肤局部出现小水疱、小水珠、出血点、瘀血现象，或局部出现瘙痒，均属正常治疗反应。一般阳症、热症多呈现鲜红色瘀斑；阴症、寒症多呈现紫红色或淡红色瘀斑；寒症、湿症多呈现水疱、水珠；虚症多呈现潮红或淡红。若局部没有瘀斑，或虽有潮红，但起罐后立即消失，则说明病邪尚轻、病情不重、病已接近痊愈或取穴不准。

（8）拔罐后出现水疱较大或皮肤有破损的情况时，应先用消毒细针挑破水疱，放出水液，再涂上防腐生肌药。

（9）拔罐期间注意询问患者的感觉。患者感觉拔罐部位发热、发紧、发酸、凉气外出、温暖舒适、安眠入睡，为正常得气现象；若感觉紧、痛较明显或灼热，应及时取下罐重拔；拔罐后无感觉，为吸拔力不足，应重拔。

（10）拔罐过程中，若出现面色苍白、出冷汗、头晕目眩、心慌心悸、恶心呕吐、四肢发冷、神昏仆倒等症状，即为晕罐。遇到晕罐现象时，应立即停止拔罐，让患者平卧，饮温开水或糖水，休息片刻，多能好转。晕罐严重者，应针刺，点掐百会、人中、内关、涌泉、足三里、太冲等穴位，或艾灸百会、气海、关元、涌泉等穴位，必要时应送入医院进行急救。对年老体弱、儿童、精神紧张、饥饿、初诊的患者，更应注意防止发生意外。

（11）一般拔罐后，3小时之内不宜洗澡。

（12）若病情需要，可配合使用其他疗法，如针灸、推拿、药物等，以增强疗效。

刮痧疗法，健康身体"刮"出来

刮痧是我国中医学中的一颗明珠。它集针灸、按摩、拔罐、点穴之大成，通过使用一些特殊工具来刺激人体相关的经络腧穴，有活血化瘀、疏经通络、行气止痛、清热解毒、健脾和胃、强身健体等功效，是一种效果非常显著的治疗方法。

刮痧治疗已经得到了数千年的实践印证，具有安全、简便、独特、适应性广、疗效确切等优点，深受百姓们的喜爱。

刮痧的核心理论是以中医的经络学说为支撑点。现代医学理论将刮痧疗法归类到物理疗法中。刮痧是刮拭特定的皮肤部位，唤醒人体末梢神经或感受

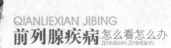
器，使它们产生效用，从而增强机体的免疫功能。刮痧还能对循环和呼吸中枢起到镇静的作用，促进神经体液进行调节，加速新陈代谢。所以，对前列腺炎患者来说，刮痧可起到全身良性调节作用，帮助机体健康。

当用特殊工具在人体的颈、背、胸等部位进行刮拭的时候，会出现红点，这些即为"痧"，像粟一样的红点，稍微凸显出来，成片地呈现在体表。这是由于人在日晒、暑气、燥热、劳累、饮食不洁等原因的影响下，产生了"痧"。

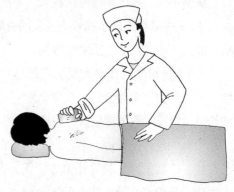

根据痧色的不同，还可以判断出疾病所在的位置、性质和轻重。如果痧的颜色呈粉红或红色，则表明疾病只是在表面，较轻；如果痧色呈暗紫色或紫红色，表明疾病处于中度的位置，较重；如果刮拭后出现的是紫黑色的大疱，则说明疾病比较严重。

对于刮痧的器具，人们常常会到保健用品商店购买专业的刮痧用具。其实，刮痧的器具种类较多，而且材质各异，没有严格的界定。通常，边缘圆钝、质地适合，只要不会对皮肤造成意外损伤的物品都可以用来刮痧，完全可以就地取材，硬币、汤匙、梳子背儿等都可以作为工具。市面上出售的刮痧板，多选用水牛角制成，水牛角可以清热解毒，而且不会导电、传热。

为了减少病患的疼痛感，刮痧通常要选用一定的介质润滑皮肤，水、麻油和食用油等都可以使用，也可根据疾病的寒热情况辨证采用相应的药用介质。

中医里的辨证刮痧

中医对于前列腺疾病的患者，多采用辨证刮痧的方法，按照不同的类型采取具体的施行办法。

1. 湿热下注型

治则：清热利湿。

取穴：足太阴脾经、足厥阴肝经在下肢的循行线及肾俞、气海俞、膀胱俞。

操作：患者俯卧，用刮痧板蘸水在其腰骶部沿膀胱经刮肾俞、气海俞、膀胱俞三穴；患者仰卧，沿足太阴脾经、足厥阴肝经在下肢的循行线由上向下刮拭，以出痧为度。一般3～6天后痧退，再刮第二遍，至愈为度。

2. 热毒炽盛型

治则：泻火解毒。

取穴：足太阳膀胱经背部循行线、大椎、三焦俞、肾俞、气海俞、膀胱俞。

操作：患者俯卧，用刮痧板蘸水在其背部由上向下沿膀胱经循行线刮拭，重点刮大椎、三焦俞、肾俞、气海俞、膀胱俞等穴。以上每穴刮拭20～30次，以出痧为度，手法以泻法为主。一般3～6天后痧退，再刮第二遍，至愈为度。

3. 气滞血瘀型

治则：疏肝理气。

取穴：足太阳膀胱经背部循行线、肝俞、三焦俞、血海、曲泉。

操作：患者俯卧，用刮痧板蘸水在其背部由上向下沿膀胱经循行线刮拭，重点刮肝俞、三焦俞。然后仰卧，同法刮血海、曲泉。以上每穴刮拭20～30次，以出痧为度，手法以泻法为主。一般3～6天后痧退，再刮第二遍，至愈为度。

4. 阴虚火动型

治则：滋肾养阴。

取穴：足少阴肾经在下肢的循行线、心俞、厥阴俞、肝俞。

操作：患者俯卧，用刮痧板蘸水在其背部由上向下沿膀胱经循行线刮拭，重点刮心俞、厥阴俞、肝俞。然后仰卧，同法沿足少阴肾经在下肢循行线由上向下刮。以上每穴刮拭20～30次，以出痧为度，手法以泻法为主。一般3～6天后痧退，再刮第二遍，至愈为度。

5. 肾阳虚损型

治则：温补肾阳。

取穴：督脉、足太阳膀胱经背部循行线、命门、肾俞。

操作：患者俯卧，用刮痧板蘸水在其背部由上向下沿督脉、膀胱经循行线刮拭，重点刮命门和双侧肾俞。以出痧为度，手法以泻法为主。一般3～6天后痧退，再刮第二遍，至愈为度。

6. 中气不足型

治则：补中益气，升清降浊。

取穴：督脉、脾俞、胃俞、肾俞、志室、气海俞、中极、关元、血海、曲泉、足三里。

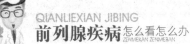

操作：患者俯卧，用刮痧板在其腰骶部由上向下，先刮督脉后刮膀胱经和夹脊穴，重点刮脾俞、胃俞、肝俞、心俞、肾俞、命门、志室等穴。沿任脉重点刮其气海、关元、中极，沿肾经刮大赫。随后沿小肠经重点刮手背部的后溪穴，再刮下肢前侧脾经的血海及胃经的足三里，最后刮下肢内侧肝经的曲泉和脾经的三阴交。以上每穴刮拭20～30次，以出痧为度，手法以补法为主。一般3～6天后痧退，再刮第二遍。

适合前列腺疾病患者的刮痧法

想采用刮痧法来治疗前列腺疾病的患者，可以多在局部选取一些穴位，或者根据辨证在全身选取一些穴位进行刮拭，抑或用刮痧板沿着相关的经络刮拭，刺激经络，加速气血运行，以达到预防和治疗相统一的目的。

治法一

主治：急、慢性前列腺炎。

部位：脊柱两侧，腰骶尾椎及其两侧，下腹部，腹股沟区，臀部，股内侧区及膝弯区。

治法：用刮痧法。先在脊柱两侧（从大椎至长强）轻刮3行至泛红为止，再重点刮腰骶尾椎及其两侧5行，至出现痧痕为止，然后刮臀部、下腹部、腹股沟区、股内侧区及膝弯区。急性用泻法，慢性用补法或平泻法。每日1次，5次为1个疗程。

治法二

主治：前列腺炎。

部位：肾俞、膀胱俞、气海、中极、阴陵泉、三阴交、大敦。

治法：用刮痧、点揉法。先刮肾俞、膀胱俞，点揉气海、中极，再刮阴陵泉、三阴交、大敦。手法、力度视症情而定。每日1次，5次为1个疗程。

治法三

主治：慢性前列腺炎。

部位：肾俞、八髎、关元、三阴交。配穴：神阙。

治法：用刮痧法。先轻刮主穴至出现痧痕为止，然后在配穴上拔罐10～15分钟。每日或隔日1次。

治法四

主治：慢性前列腺炎。

部位：肾俞、膀胱俞、中极、关元、阴陵泉、三阴交、太溪、太冲。

治法：用刮痧法。先刮背部的肾俞、膀胱俞，再刮腹部的关元、中极，然后刮下肢部的阴陵泉、三阴交、太溪、太冲。用平补平泻法，刮至出现痧痕为度。每日或隔日1次。

治法五

主治：前列腺肥大症。

部位：脊柱两侧，胸及其两侧，头顶区，前额区，胸骨柄区（含天突、膻中），下腹正中线，膝弯区。配穴：少商、商阳。

治法：用刮痧法。先在脊柱两侧（从大椎至长强）轻刮3行，再于胸及其两侧重刮（由轻到重用泻法）7行，至出现痧痕为止，然后刮头顶区（可用梳背刮或梅花针叩刺）、前额区（或用椎压法）、胸骨柄区、下腹正中线及膝弯区，最后以三棱针点刺配穴（少商、商阳）放血各1滴或2滴。每日1次。

治法六

主治：前列腺肥大症。

部位：大椎、大杼、膏肓俞、神堂。配穴：气海、血海、阴陵泉、三阴交、太溪、照海、腰俞、中极、百会。

治法：用刮痧法。先刮主穴至出现痧痕为止，再刮配穴。每日1次，待症减尿畅后，继续用补法刮配穴。

治法七

主治：前列腺肥大症。

部位：脊柱两侧，腰骶椎及其两侧和头顶区，胸骨柄区，下腹部，膝弯区，小腿内侧区。

治法：用刮痧法。先在脊柱两侧轻刮3行，再于腰骶椎及其两侧重刮5行，至出现痧痕为止，然后刮头顶区、胸骨柄区、下腹部、小腿内侧区及膝弯区。每日1次。

治法八

主治：前列腺增生症。

部位：肾俞、膀胱俞、中极、气海、血海、阴陵泉、三阴交、足三里、太溪。

治法：用刮痧法。先刮背部的肾俞、膀胱俞，再刮气海、中极，然后刮下肢部的血海、阴陵泉、三阴交、足三里、太溪穴。用平补平泻法，刮至出现痧

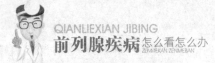

斑为度。每日或隔日1次。

刮痧，你一定不要忽略这些问题

刮痧是中医学中一种较为有效的治疗方法，在前列腺炎的治疗中也已经证实有较为良好的效果。不过，为了让刮痧能更好地发挥作用，在用刮痧治疗前列腺炎时，一定要了解刮痧治疗的各种手法和适应证，因为有些患者并不一定适合刮痧治疗，对于那些全身状况不是太好的前列腺炎患者来说，务必要结合全身的状况来选择刮痧治疗的时机。同时也不要因为过于担心、害怕刮痧治疗会引起疼痛而放弃这种有效的治疗方式。

在为前列腺疾病患者刮痧时，要注意：

（1）刮痧时应该避开皮肤上的黑痣、肿块、手术瘢痕等部位。

（2）前列腺疾病患者的肚脐、眼、鼻、口、乳头、生殖器等处都不宜进行刮痧。

（3）刮痧的力度要适中，力道不要过轻，也不要过重，可以根据患者的承受度而施力。

（4）刮痧后，为了保护皮肤，不要马上将患者身上的介质擦干净。

（5）刮痧后休息半小时，然后再活动。

（6）刮痧后不要马上洗澡，在3～4小时后才能洗澡，禁洗冷水澡。

（7）刮痧可以左右交替、轮班进行，如果是刮拭同一部位，不要连续几天刮拭，中间可以隔3～5天，在肤色由紫红色或暗红色变浅变淡后再进行刮痧。

穴位注射，中西结合

中医上所讲到的穴位注射法，就是将药水注入穴位以防治疾病的一种治疗方法。

穴位注射法能够将针刺刺激和药物的性能及对穴位的渗透作用相结合，发挥其综合效应，故对某些疾病有特殊的疗效。

穴位注射法的适应范围很广，凡是针灸治疗的适应证大部分均可采用本法，对于前列腺各类疾病的症状也有很好的缓解作用。

那么，前列腺的穴位注射是如何操作的呢？

取穴：会阴穴

操作：

（1）药液：5%当归液4毫升，加2%普鲁卡因注射液2毫升，以10毫升注射器吸入药液。

（2）令患者取屈膝屈髋之左侧卧位，术者左手食指戴指套插入肛门作引导，右手持装有7号长针头之注射器，在会阴穴进针1.0～1.5寸，提插捻转针体以加强得气，此处注入药液3毫升；再进针1.0～1.5寸，至针下沉滞有阻力，表明已穿透前列腺被膜，刺入腺体，再注药3毫升。每周治疗1～2次，5次为1个疗程，无效者停治，好转者间隔1周后续治一个疗程。

另外需要注意的是，有普鲁卡因过敏史者，前列腺急性炎症或局部、全身感染者，禁用此法。

灸一灸，健康又长寿

艾灸法也是中医学重要组成部分之一。艾灸疗法被医学家们简称为"灸法"或"灸疗"。它是一种用艾绒制成的艾炷或艾条，或掺和其他药物对准或放置在体表一定的部位或穴位上，然后将其点燃，让它在燃烧过程中产生的特有气味与温热感刺激患者，借灸火的温和热力和药物的作用透入肌肤，通过经络的传导作用，深入脏腑，温通经络、调和气血、扶正祛邪、调整生理功能、增强抗病能力，起到防病治病、保健强身之功效。

艾灸疗法对于前列腺疾病患者的症状有一定的缓解作用。它将药物渗透到患者的肌肤之内，对患者的前列腺内部机制进行有效调节，恢复前列腺的本质功能。

那么，艾灸是如何治疗前列腺疾病的呢？

取穴：关元、气海、会阴。

操作：穴位用"灸照仪"（或用艾条灸）施灸：患者取仰卧位，将"灸照仪"的灸头对准穴区，距离皮肤3～4厘米，以患者感觉温热而不烫为度。接通电源，输出频率每分钟为60次。每次治疗20分钟，10次为1个疗程，间隔3～5天再做下一个疗程。

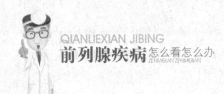

一贴灵，说灵它就灵

穴位贴敷法是中医常用的一种外治疗法，它是指在一定的穴位上贴敷药物，通过药物和穴位的共同作用来达到治疗疾病的目的。其中，某些带有刺激性的药物贴敷穴位可以引起局部发泡化脓，如"灸疮"，则此时又称为"天灸"或"自灸"，现代也称发疱疗法。若将药物贴敷于神阙穴，通过脐部吸收或刺激脐部以治疗疾病时，又称敷脐疗法或脐疗。

敷贴疗法也是在患者特定的穴位进行药物敷贴，让肌肤充分吸收药物成分来达到治疗目的。一般来说不会引起副作用，所以对于前列腺疾病患者来说也是一种很好的选择。

1. 穴位贴敷法治疗前列腺疾病

● 方法一

取穴：神阙。

操作：

（1）敷药制备：王不留行籽、石菖蒲、青黛、艾叶、金钱草、茜草、蒲公英、煅龙骨、煅牡蛎等研末，过100目筛。每次取3～5克药粉，与乙醇各半混合液并加二甲基亚砜2毫升，调成稀糊状，静置半小时备用。

（2）将脐部用温水洗净，轻轻摩擦脐及脐周，使局部微红且有热感，然后以干净纱布包裹药糊覆于脐眼上，牛皮纸覆盖，胶布固定，夜用昼取，每日1次，7日为1个疗程，疗程间隔2天。

需要注意的是，局部过敏红肿者，对症处理或暂停敷贴。

● 方法二

配方：甘遂9克，面粉、麝香或冰片少许。

药物：

（1）甘遂9克研成细粉，加面粉适量。

（2）麝香或冰片少许，用温水化开，与甘遂粉调成糊状。

取穴：中极穴，位于脐下4寸处。

操作：制成膏药外敷贴中极穴，每日1～2次，每次1小时。

● 方法三

取穴：*神阙*。

操作：

（1）将神阙穴局部用盐水洗净，轻轻按摩使局部微红且有热感，再用乙醇消毒，然后用金匮肾气丸之1/2丸，制成铜钱大小药饼外敷神阙穴。上盖生姜片，用黄豆大小之艾炷放在姜片上灸，连灸6天。

（2）灸毕，去姜片，纱布外包药饼，胶布固定即可。嘱患者回家后每晚临睡前用艾条灸药饼10～15分钟，每3日换药1次，6次为1个疗程。

本法对于前列腺增生疾病有奇效。

2．贴敷剂型的选择

散剂是穴位敷贴中最基本的剂型。根据辨证选药配方，将药物碾成极细的粉末，过80～100目细筛，药末可直接敷在穴位上或用水等溶剂调和成团贴敷，外用纱布、胶布固定，或将药末撒布在普通黑膏药中间敷贴穴位。本剂型制法简便，剂量可以随意变换，药物可以对症加减，且稳定性较高，储存方便。由于药物粉碎后，接触面较大，刺激性增强，故易于发挥作用，疗效迅速。

（1）糊剂　将散剂加入赋形剂，如酒、醋、姜汁、鸡蛋清等调成糊状敷涂在穴位上，外盖消毒纱布，胶布固定。糊剂可使药物缓慢释放，延长药效，缓和药物的毒性。再加上赋形剂本身所具有的作用，可提高疗效。

（2）膏剂　有硬膏和软膏两种，其制法不同。硬膏是将药物放入植物油内浸泡1～2日后，加热油炸，过滤。药油再加热煎熬至滴水成珠，加入铅粉或广丹收膏，摊贴穴位。硬膏易于保存且作用持久，用法简便。软膏是将药物粉碎为末过筛后，加入醋或酒，入锅加热，熬成膏状，用时摊贴穴位，定时换药。也可将适量药末加入葱汁、姜汁、蜜、凡士林等调成软膏，摊贴穴位。软膏渗透性较强，药物作用迅速，有黏着性和扩展性。

（3）丸剂　是将药物研成细末，以蜜、水或米糊、酒、醋等调和制成的球形固体剂型。丸剂贴敷通常选择小丸药。丸者，缓也，可使药物缓慢发生作用，药力持久。丸剂便于贮存使用。

（4）饼剂　是将药物粉碎过筛后，加入适量的面粉拌糊，压成饼状，放笼上蒸30分钟，待稍凉后摊贴穴位。有些药物具有黏腻性，可直接捣融成饼，大小、重量应根据疾病轻重和贴敷部位而定。

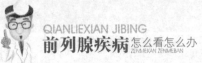

（5）锭剂　是将敷贴药物粉碎过筛后，加水及面糊适量，制成锭剂，晾干，用时以水或醋磨糊，涂布穴位。

3. 贴敷疗法的注意事项

虽然贴敷疗法简、便、廉、验，但若辨证、选穴、药物选择运用不当，也会影响疗效，甚至带来不良后果，故必须注意一些细节问题。

（1）过敏体质或有皮肤过敏史的患者应慎用贴敷疗法，如果选择运用，须严密观察，一旦有过敏迹象，要立即停用。

（2）有出血性疾病的患者，若使用三棱、莪术、桃仁、红花等破血逐瘀药时，应密切观察全身有无出血倾向。

（3）有毒药物用量不宜过大，敷药时间不宜过长，且应有间隔地使用，以防产生毒性作用，对久病体弱及有严重心脏病、肝病、肾病等的患者尤应注意这一点。严禁毒药入口。

（4）凡用水、酒、鲜药汁调敷药物时，需随调随用。使用大蒜、白芥子、斑蝥等发疱剂时，可适量用蜂蜜调敷，以缓和对局部皮肤的强烈刺激。

（5）颜面、五官部位、大血管部和肌腱处应禁敷或慎敷；妇女妊娠期间腰骶部、小腹部及一些可引起子宫收缩的穴位应禁用。

（6）敷药时要注意药物的软硬、干湿度，并需及时更换，以防影响疗效，刺激皮肤。在第二次敷药前，可用消毒干棉球蘸各种植物油或液体石蜡揩去第一次所涂敷的药膏，切不可用汽油或肥皂擦洗。

（7）贴敷时尽量避免一穴重复贴10次以上，对于需长期治疗的慢性疾病，应辨证选择两组以上穴位交替使用。

（8）穴位敷后，短时间内一般不宜参加重体力劳动和游泳等体育活动，饮食避免生冷、辛辣、刺激性食物等。

穴位推拿，分型治疗真见效

推拿，是人类最古老的一种外治疗法。推拿疗法是运用一定的手法作用于人体特定的部位和穴位，以此来达到防病治病目的的一种治疗方法。经过中医学的不断发展，近年来推拿用于前列腺疾病的治疗也越来越广泛。

1. 湿热下注型前列腺疾病推拿法

症状：小便频急，尿道涩痛，尿末或用力排便时有白浊从尿道滴出，小腹、腰骶、会阴、睾丸胀痛不适，口干苦而黏，舌苔黄腻，脉弦滑而数。

操作：

（1）单掌推擦大腿内侧，自上向下，以热为度。

（2）揉三阴交、太冲、阳陵泉穴各1分钟。

（3）擦腹股沟处1分钟。

2. 肾阳虚衰型前列腺疾病推拿法

症状：腰膝酸冷，阳痿，早泄，遗精，神疲乏力，四肢末端凉，稍劳即有精浊溢出，舌质淡胖，苔薄白，脉沉弱。

操作：

（1）单掌推擦大腿内侧，自下向上，以热为度。

（2）擦命门穴处，以热为度。

（3）按揉足三里、太溪穴各1分钟。

（4）按揉会阴部1分钟。

3. 阴虚火动型前列腺疾病推拿法

症状：腰膝酸软，头晕眼花，夜眠遗精，火旺则阳事易兴，不仅小便末、大便时有白浊滴出，甚至欲念萌动时亦常自行溢出，或有血精，舌质红、苔少，脉弦细数。

操作：

（1）横擦肾俞、命门穴3～5分钟。

（2）擦涌泉穴1～3分钟。

4. 气血瘀滞型前列腺疾病推拿法

症状：病程日久，气血瘀滞，小腹、腰骶、睾丸、会阴坠胀隐痛，或见血尿、血精，舌质紫黯，或见瘀斑、脉多沉涩。

操作：

（1）按揉章门、期门穴，肝俞、隔俞等穴位3～5分钟。

（2）按揉血海、三阴交穴3分钟。

（3）揉会阴部3分钟。

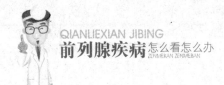
前列腺疾病也能按摩治疗

所谓前列腺按摩疗法就是指通过定期对前列腺进行按摩，引流前列腺液，排出炎性物质，从而缓解前列腺分泌液的瘀积，改善前列腺局部血液循环，促进炎症的消退。前列腺按摩方法对于慢性细菌性前列腺炎、前列腺液潴留不能排出的患者均适用。尤其适合于那些前列腺腺体饱满、柔软、脓性分泌物较多的患者。前列腺按摩疗法既是一种诊断方法，又是一种治疗手段。其治疗意义有时甚至可以超过抗生素。其主要的按摩方法可以分为以下几种：

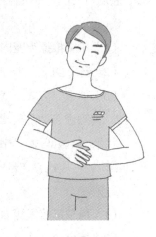

1. 穴位按摩疗法

（1）以食指、中指按揉脐下1寸、2寸以及4寸三个部位各1分钟。

（2）以掌斜擦两侧腹部10～20次。

（3）以掌横擦胸上部，以热为度。

（4）以掌横擦骶尾部（肛门向上一掌部位），以热为度。

（5）双手掌夹住两侧胸胁同时搓动，并移至腰部，反复操作1～3分钟。

（6）以单掌按于脐与耻骨联合部终点处，用掌根向耻骨联合部按压，逐渐增加压力且配合震颤手法，如操作正确，小便可自行排出。

2. 自我按摩疗法

（1）斜擦小腹。两手五指并拢，两手小指抵于髂前上棘，沿腹股沟向前下方斜擦36次，以小腹部有热感为度。

（2）揉按气海。气海穴位于脐下1.5寸处，右手掌根放于气海穴位，左手掌放于右手背上，顺时针方向揉按36次，然后左手的掌根放于气海穴位上，右手掌放于左手背上，逆时针方向揉按36次。

（3）擦腰骶。两手五指并拢，两手的掌根抵于肋弓下缘，斜向尾骨端，两手掌自上而下，再自下而上，反复斜擦72次。

这套按摩手法，简单易做，占用时间短，每按摩1次，只需8～9分钟。早上起床后、夜间睡觉前，坚持各做1次按摩。

3．导引按摩疗法

（1）提肛法　吸气时提缩肛门，呼气时放松肛门，如此为1次，每晚睡前做30次。

（2）双手擦丹田　两手搓热后，右手平放在肚脐上，左手放在右手背上。以脐为中心，顺时针方向运转，轻轻推荡，徐徐来往，旋转36次后，连肚脐抱住，稍停片刻，勿让风入。

（3）托天运气法　自然站立，身体重心在足跟，双臂下垂。然后两臂自然抬起，双手指相交叉，抬到前额处时翻掌使掌心向上，逐渐用力（切忌猛然用力）向上托天。托时吸气入腹并收腹提肛，稍停，缓缓呼气，双臂可同时缓慢放下。如此反复9次。每日早晚练习。

（4）中松静法　自然放松站立，两足距30厘米，摒除杂念，松弛身体，入静。腹式深呼吸，先将两上肢呈交叉姿势旋转，微屈下肢，闭口，用鼻吸气，下入丹田，腹部隆起，使小腹有饱满、充实、膨胀和舒适感。吸入之气要达到最大容量，同时屏气5～15秒，双手用力旋转呈握球姿势。然后用口呼出浊气，腹部凹陷，最大限度地收小腹，上肢用"内劲"下压，同时屏气至最大耐受时间。如此每日1次，连做4～7天。

4．五步按摩疗法

（1）按揉丹田　仰卧，双手重叠按于下丹田，左右旋转按揉各30次。用力不可过猛，速度不宜过快。

（2）指压　取中极、阴陵泉、三阴交穴，各穴用手指掐按几分钟，早晚各1次。

（3）揉按会阴穴　仰卧屈膝取穴，两手掌搓热后，用食指轻轻按摩会阴穴20次，早晚各1次。

（4）搓脚心　两手掌搓热后，以右手掌搓左脚心，再以左手掌搓右脚心各50次。早、中、晚各做3次。

（5）点压　用手在脐下、小腹部、耻骨联合上方自左向右轻压，每2秒压1次，连续按压20次左右，但注意不要用力过猛。右手四指按顺时针方向，向四周按揉，并逐渐向外扩大至全腹部，再逐渐缩小至肚脐，手法要轻柔，连续按摩约3分钟。

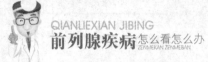

5. 足部按摩疗法

人的足部有许多的反射区，通过按摩足部某些特定的反射区来预防和治疗某些疾病，这就是足部按摩疗法。前列腺增生患者可选取基础反射区（主管脑垂体、生殖腺、尿道、阴茎）和辅助反射区（主管横结肠、降结肠、乙状结肠、肛门、下身淋巴结）进行按摩。通过按摩这些反射区，可以增加前列腺的血流量，改善局部血液循环，恢复局部功能，调动人体的自愈能力，从而达到治疗和保健作用。

前列腺增生患者在进行足部自我按摩时应注意：

（1）要有耐心、恒心。因为前列腺增生的形成绝非在一朝一夕之间，治疗也必须有一个很长的过程，足部按摩也是如此，短期内难取速效，必须持之以恒，才能取得疗效。

（2）前列腺增生患者如同时有冠心病、心律不齐等较严重的心脏病，则按摩的力度宜轻，频率宜缓。

熏洗蒸浴，气血顺畅精神好

熏洗疗法是一种利用药物煎汤的热蒸汽熏蒸患处，待温后以药液淋洗局部的一种治疗方法。通过温热促进皮肤对药物的吸收，使患者脉络调和，气血流畅。药液的淋洗又能使局部洁净，从而达到治疗疾病的目的。近年来也被广泛运用于前列腺各种疾病的治疗。下面介绍几种常用的疗方。

● **方法一**

药物：龙胆草，黑山栀、黄芪、草薢、黄柏、生地黄、茯苓、车前草各75克。

用法：以上药物水煎后，取药汁1500～2 000毫升熏洗会阴部，每日1～2次。

功效：治疗慢性前列腺炎。

● **方法二**

药物：红花9克，银花75克，蒲公英、车前草各30克，粉草薢75克。

用法：以上药物水煎后，取药汁1500～2 000毫升熏洗会阴部，每日1～2次。

功效：一般用于治疗慢性前列腺炎。

热水坐浴治疗法

坐浴治疗法可使局部有舒适感，全身轻松，对于局部和全身症状均有良好作用，可改善局部血液循环，促使炎症水肿的吸收等。对于治疗前列腺疾病有一定帮助，尤其是前列腺增生患者。

坐浴可采用下列方法：

（1）取热水坐浴，水温以能耐受为度，每次坐浴15～20分钟，坐浴中可收缩肛门及会阴部数次。坐浴后，以左右手食指分别按摩会阴、肛门1次。冬季为保持水温，可在坐浴时添加热水。坐浴宜安排在便后及临睡前进行。

（2）取普通食醋1份，加入热水5份，水温在41～43℃，以个人能耐受为度，防止烫伤或受凉。坐浴时间30分钟，每日1～2次。坚持坐浴疗效较好，注意不要烫伤和受凉。

（3）取鲜益母草、鲜葱各250克，煮汤一脸盆，倾倒便盆内，令患者坐其上熏蒸。

（4）取全瓜蒌30～60克，煎汤坐浴20分钟。

（5）取芒硝、益母草、天花粉、鲜葱各30克，大黄、白芷、艾叶、车前草各10克，水煎取药液约2 000毫升，倾倒入盆内，坐盆上先熏蒸，水温下降后以毛巾浸渍药液熨洗会阴部，水温适中后坐盆内，至水凉为止，每日2～3次（每剂1煎）。本方使用10～20天后，可使前列腺明显缩小，泌尿系梗阻症状改善。

（6）取仙茅、杜仲、益智仁、蛇床子、水蛭、牛膝、泽兰、黄柏、透骨草各30g，每日1剂水煎，熏洗会阴部30分钟，每日2次，30日为1个疗程。

（7）取大黄、毛冬青、忍冬藤各30克，红花10克，吴茱萸、泽兰各15克，加水1 500毫升，煎取药汁，温水坐浴，每日1次，每次10～20分钟。

泡泡脚就治前列腺疾病

中医认为，人体五脏六腑在脚上都有相应的投影。脚上的60余个穴位与五脏六腑有着密切的关系。用热水洗脚可起到促进气血运行、舒筋活络、颐养五

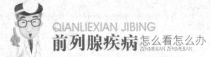
脏六腑，使人体阴阳恢复平衡的作用，因而具有祛病健身的功效。人的脚掌上密布着许多血管，用热水浴足能使足部毛细血管扩张，血液循环加快，促进新陈代谢，对于前列腺疾病的症状有一定的缓解作用。

下面介绍足浴治疗的几个疗方：

● 方法一

取温热水（40℃左右）大半盆，浴足。热水足浴以其适当的温度，对下肢神经、血管产生良好的刺激，中医中的经络学说认为，"足太阳膀胱经络肾属膀胱……出外踝之后，循胫骨至小指外侧。"也就是说，热水浴足通过经络联系，对膀胱有一定的治疗作用。

● 方法二

取红花10克、牛膝20克、乌药10克、石韦20克、通草10克、车前草10克、淡竹叶10克，煎水取汁，浴足。症状较重、较急者，每日2次浴足，上、下午各1次，每次40分钟，在冬天，可增加1次。症状较轻、较缓者，每日2次浴足，上、下午各1次，每次30分钟。红花能活血化瘀、通经活络；乌药可行气消滞；石韦、通草、车前草、竹叶可通利水道；牛膝能引水下行；提高水温可以提高药效。对于小便困难者来说，无疑是一种有效的方法。

● 方法三

取皂角90克、王不留行90克、葱头90克，煎水取汁，浴足。症状较重、较急者，每日2次浴足，上、下午各1次，每次40分钟，在冬天，可增加1次。症状较轻、较缓者，每日2次浴足，上、下午各1次，每次30分钟。皂角辛散走窜、通关开窍；王不留行走而不守、行而不住，气味辛窜、通血脉、利小便；葱头为辛温之品，通上下阳气。诸药共奏通窍化瘀、利尿通阳之效。适用于膀胱肌麻痹所致的尿潴留。

● 方法四

取生黄芪200克、宣木瓜30克、葱白10根，煎水取汁，浴足。症状较重、较急者，每日2次浴足，上、下午各1次，每次40分钟，在冬天，可增加1次。症状较轻、较缓者，每日2次浴足，上、下午各1次，每次30分钟。生黄芪益气升阳、利水消肿；木瓜温经活络，主治湿痹脚气；葱白，通上下阳气。三药合之，益气通阳利尿，可治膀胱气化失调引起的小便不利。

● 方法五

取黄酒1 000毫升，加水1 000毫升，加温至40℃，浴足。症状较重、较急者，每日2次浴足，上、下午各1次，每次40分钟，在冬天，可增加1次。症状较轻、较缓者，每日2次浴足，上、下午各1次，每次30分钟。黄酒具有通血脉、行气散水、利尿的功效，此法对湿热蕴结所致的小便不通有一定疗效。

中药灌肠治疗前列腺疾病

近年来，采用中药灌肠方法治疗慢性前列腺炎的报道颇多，该法取得了较好疗效。应用中药灌肠方法，并加热到一定的温度（40～42℃），可通过温热效应直接作用于前列腺，促进前列腺的血液循环，增强白细胞的吞噬功能，加速前列腺局部新陈代谢产物和毒素的排出，促进炎症的吸收和瘢痕组织的软化。另外，灌肠中药能否通过直肠壁直接进入前列腺而发挥药物效应，目前有两种看法：以往认为前列腺与直肠间有筋膜相隔，一般药物很难通过此筋膜而透入前列腺。灌入肠腔内的药物仍需通过肠壁的吸收，进入大循环后再作用于前列腺而发挥作用；但近来有人通过动物实验发现，用放射性核素标记的药物成分可通过直肠壁直接作用于前列腺组织，这为中药灌肠疗法的作用机制提供了实验依据。由于治疗慢性前列腺炎的中药多为活血软坚、解毒清热之品，长期口服极易损伤脾胃，尤其是对脾胃虚寒症患者来说更是如此。因此，中药灌肠治疗慢性前列腺炎是一种比较可取的治疗方法。近年来该法治疗了大量患者，常用处方为败酱草50克，蒲公英50克，土茯苓30克，鸡血藤30克，延胡索30克，黄柏30克。通过临床实践，用40～42℃中药煎剂灌肠后，患者的症状缓解迅速，有的即刻有舒适感，疼痛症状减轻或消失，前列腺液白细胞也有明显减少，显示了中药灌肠方法的明显效果。温水坐浴及药水熏洗可以促进盆腔的血液循环，改善微循环，尤其对充血性前列腺炎有确切疗效。

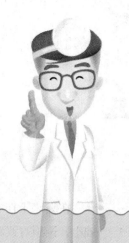

第七章
Chapter 7

西医治疗前列腺疾病

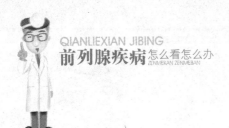
选用敏感的抗生素，你会吗

在临床工作中，前列腺炎的治疗，一定要在中段尿培养及药敏实验的基础上，选用对致病菌敏感的抗生素治疗，切勿滥用抗生素以致耐药菌的产生，从而使治疗更为困难。一方面增加就医成本；另一方面也给患者留下前列腺炎"不好治"的印象，从而失去治疗信心，使症状加重，导致恶性循环。

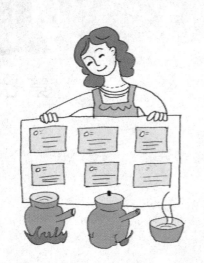

若致病菌未明确，宜首选氟喹诺酮类的药物治疗。如果1周内效果不佳，应及时更换敏感抗生素，选用针对敏感菌、易穿透前列腺上皮脂膜的抗生素作为基本药物。高等级喹诺酮类药物常作为首选。环丙沙星为第三代喹诺酮类抗菌药物，用于感染性疾病的治疗。

注意药物的不良反应

国家药品不良反应监测中心数据库中，有关环丙沙星注射液的不良反应病例共报道780例。其中，皮肤损害426例（占55%），静脉炎164例（占21%），消化系统症状62例（占8%），呼吸困难7例，白细胞减少5例，过敏性休克5例。此外，还有神经、精神异常11例，包括狂躁1例，焦虑3例，癫痫发作2例，意识障碍1例，幻觉1例，失眠3例。

药物不良反应是指按正常用法、用量应用药物，在预防、诊断或治疗过程中，发生与诊疗目的无关的有害和意料之外的反应。我们常说的副作用、毒性作用、变态反应、特异质反应、二重感染、依赖性、致畸、致癌和致突变等都属于药物不良反应的范畴。严重不良反应包括：死亡或威胁生命，使患者住院或延长住院时间，持续或显著的病变或功能不全；引起胎儿先天性异常或分娩缺陷。世界卫生组织（WHO）公布的资料表明，住院患者中，药物不良反应发生率为10%～20%，其中0.24%～2.9%死亡。我国也有资料表明，每年至少有250万人因药物不良反应而入院治疗。由此可见，药物不良反应已成为国内外共同关注的社会问题。但人们在如何减少药物不良反应方面存在一些认识上的误区。

使用抗菌药物治疗前列腺炎

抗菌药物只适用于细菌感染所致的前列腺炎。但由于前列腺结构的特殊性，这就要求抗菌药物应该是脂溶性的，这样才能透过前列腺脂膜，弥散于整个腺体及前列腺液，在局部达到有效的治疗浓度。但目前，这种抗菌药物几乎不存在。临床研究表明，在急性细菌性前列腺炎的治疗中，虽然有诸多的抗菌药物不具备这种特征，即这些抗菌药物不是脂溶性的。在理论上它们不能弥散入前列腺液中，但实际上患者的前列腺组织和腺液中的药物浓度常常能达到消灭细菌的水平。这可能是由于急性前列腺炎症打破了正常生理屏障的结果，使大部分抗菌药物进入到了前列腺液中，因此抗菌药物治疗对急性前列腺炎有较好的疗效。但对慢性细菌性前列腺炎，抗菌药物就没有这种疗效。因在慢性的过程中，细菌对抗菌药物有了较强的耐受性，这就要求选择那些能够充分弥散入前列腺体内的脂溶性抗菌药物，且不与血清蛋白结合。根据目前的研究，实际上没有几种药物能够治愈慢性前列腺炎。因此，目前慢性前列腺炎的抗感染疗法疗效并不令人满意。

另外，由于90%以上的慢性前列腺炎属非细菌性前列腺炎，没有公认的感染原因，使用抗菌药物是无效的，也是无根据的，疗效欠佳，常使患者尿路刺激征、尿路梗阻和前阴部不适的症状反复存在，并常导致性功能紊乱等。

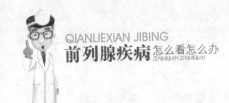
雌激素治疗前列腺疾病

激素类药物仅适用于前列腺增生和前列腺癌的部分患者，目前常用者为抗雄激素治疗及雌激素的应用。这类药物应用后不良反应较为明显，用后虽然前列腺体积减小，症状与尿流率在短时间内得到改善，但常常出现较为严重的不良反应。如性欲减退或消失、阳痿、乳房增大或压痛，长期应用则可影响骨密度以及引起较为明显的消化道症状等，常使患者难以承受，不得不中断治疗。另外，在雌激素的治疗过程中，最严重的是心血管的不良反应。有研究表明，雌激素治疗的患者中，有36%死于非肿瘤原因，其中大部分患者死于不同的心血管疾病。与雌激素相关的心血管病死亡事件常见于治疗后第一年，因此有学者认为，雌激素治疗得不偿失。

前列腺癌的化学疗法

关于前列腺癌的化学疗法，目前用于治疗雄激素非依赖性前列腺癌。对其指征，现有以下解释：

(1)睾丸切除术后，只减少了前列腺体内60%的雄激素，40%来自肾上腺的激素未被清除，癌细胞在低浓度的雄激素环境下，逐渐适应这种环境，变为对雄激素不敏感。

(2)前列腺癌原来就存在对雄激素不敏感的克隆细胞。

(3)前列腺基底细胞含有大量的抗凋亡基因。

(4)雄激素受体发生突变，突变发生在受体的DNA结合区，多为点突变，突变后的受体对雄激素不敏感。

(5)雄激素受体表达消失。但因化学疗法的疗效不稳定，且毒副作用较为明显，故适用于前列腺癌患者经手术或放射治疗后复发者、对内分泌治疗不敏感的原发性晚期前列腺癌患者。目前的资料表明，没有一种化学疗法方案比其他治疗方案更能提高患者的生存率。

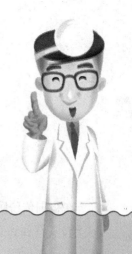

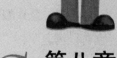

第八章

前列腺疾病的饮食调养

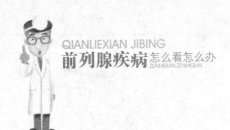

医食本同源

在祖国传统医药学中，饮食疗法作为治疗疾病的主要方法之一，与西医相比较具有独到之处。自古以来，博大精深的传统中医学就体现了"医食同源"、"药食同功"的思想。

早在《黄帝内经》中就有较多的记载，如"肝苦急，急食甘以缓之"；"心苦缓，急食酸以收之"；"脾苦湿，急食苦以燥之"；"肺苦气上逆，急食苦以泻之"；"肾苦燥，急食辛以润之"；"肝欲散，急食辛以散之，用辛补之，酸泻之"；"心欲软，急食咸以软之，用感补之，甘泻之"；"脾欲缓，急食甘以缓之，用苦泻之，甘补之"；"肺欲收，急食酸以收之，用酸补之，辛泻之"；"肾欲坚，急食苦以坚之，用苦补之，咸泻之"（《素问·藏气法时论》）。

又有五宜之说："五宜：脾病者，宜食秔米饭、牛肉、枣、葵；心病者，宜食麦、羊肉、杏、薤；肾病者，宜食大豆黄卷、猪肉、粟、藿；肝病者，宜食麻、犬肉、李、韭；肺病者，宜食黄黍、鸡肉、桃、葱"等（《灵枢·五味》）。

此外，《黄帝内经》一书中还记载了以药物和食物配伍治疗疾病的内容，如"半夏秫米汤（粥）"，并详述对用水、用柴、用火等的要求，已形成了"药膳"的雏形，可谓是最早的食疗药膳方。

另外，还认识到使用药物治疗或针刺治疗疾病时，也需要饮食营养的配合和支持，如"药以祛之，食以随之"；"大毒治病，十去其六；常毒治病，十去其七；小毒治病，十去其八；无毒治病，十去其九；谷肉果菜，食养尽之"（《素问·五常政大论》）；"调食和药，治在下愈"（《素问·经脉别论》）；"治诸热病，以软之寒水乃刺之"《素问·刺热》）等。将酒作为百药之长，以酒疗病在《黄帝内经》中也有记载，如"饮以美酒一杯，不能饮者灌之，立已"（《素问·缪刺论》）；"且饮美酒，啖美炙肉，不饮酒者，自强也，为之三拊而已"（《灵枢·经筋》）。酒还作为一种重要的溶剂，用来配制多种药酒。如《素问·腹中论》以"鸡矢醴"治疗鼓胀，《素问·玉版论要》以"醪酒"主治面部色深病熏者"百日已"，以及《灵枢·九针论》的"醪药"等。

应当强调的是，《黄帝内经》中有关食疗的论述，不仅仅是指疾病与饮食营养的问题，从"医食同源"、"药食同功"的观念出发，将食疗食物作为药物，同时它还包括了丰富的疾病与临床治疗的内容。因此，可以说我们的祖先早在数千年前就对饮食疗法有着深刻的认识和研究，而且一直被广泛流传和应用。祖国医药学中的传统饮食营养学——"食疗学说"和近代营养学中临床营养学同样具有丰富的内涵。

药食本同功

传统中医药中的"药食同功"之学说，认为许多食物本身其实就是最好的药物，这是先人在长期的生活实践中所探索出来的，而且以食物治病相对而言，其不良反应较小，又方便易得。

传统中医药认为，食物与药物一样，除了具有温、热、寒、凉"四气"和酸、苦、甘、辛、咸"五味"之外，还具有归经的属性，相对应于人体的五脏六腑。因此，在应用食物养生保健时，必须按照上述理论才能使食疗更具有针对性，发挥其更好的功效。

许多疾病，例如癌症、心脏病、前列腺疾病、糖尿病等疑难杂症或慢性疾病，除了遗传、生活环境等难以避免的原因之外，还有许多因素都与人们的生活方式和饮食习惯有关，例如前列腺疾病就与患者的饮食内容（嗜好辛辣食物、酗酒等）有密切的关系。

如果患者能够改变不合理的生活方式和饮食习惯，同时还能在日常饮食中选择一些具有疗效的主食、蔬菜和水果、点心，就可以有效地治疗、预防或推迟许多疾病的发生。

下面将为大家介绍一些有益于前列腺保健的食物，希望大家可以正确认识食物的药效作用，找到属于自己的饮食方式和健康生活！

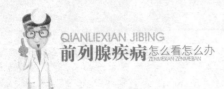
吃主食就能治疗前列腺疾病

主食是我们每顿饭都必不可少的食物，那么哪些主食对前列腺疾病的治疗有益呢？

● 糯米

性味：糯米性温，作酒则性热。

成分：蛋白质，脂肪，糖类，钙，磷，铁，维生素B_1、维生素B_2。

功效：补中益气，暖脾胃，稻根止虚汗。糯米和胃、缓中，糯米的可溶性淀粉易为人体所吸收，对胃病及虚弱者较适宜。糙糯米或半捣糯米煮稀饭，适用于一切慢性病虚弱患者。例如，对慢性前列腺炎患者排尿困难的症状有一定的缓解作用。

● 小麦

属禾本科栽培作物。中药材分淮小麦、浮小麦两种。浮小麦，即淘洗时轻浮瘪瘦的麦粒。仲景甘麦大枣汤，系用淮小麦。

性味：味甘，性凉，无毒。

成分：含淀粉，蛋白质，糖类，糊精，脂肪，谷甾醇，卵磷脂，尿胆氨酸，淀粉酶，麦芽糖酶，蛋白分解酶及B族维生素等。

功效：清热解毒，补脾益气。补心养肝，除热利尿。

● 燕麦（雀麦，俗称野麦）

性味：味甘，性平，无毒。

成分：含有淀粉，脂肪，蛋白质，维生素B_1、维生素B_2。

功效：燕麦极富营养，能止虚汗。苗叶治难产。

用途：当前列腺疾病患者自汗盗汗，虚汗不止时，可取燕麦30～60克，水煎服。或燕麦30克、米糠15克，水煎去渣，分2次服，每次服时加饴糖一匙即可有效缓解症状。

● 玉米

性味：味甘，性平，无毒。

功效：补中健胃，除湿利尿。适用于脾虚，小便不利者。

主治：小便不通、膀胱结石、前列腺结石等疾病。

吃这些蔬菜对前列腺有好处

大家都知道，多吃蔬菜对身体有益，但是蔬菜也有不同的功效，吃对了才会对你的康复有帮助。

● 黄瓜

性味：味甘，性寒。

成分：富含蛋白质、钙、磷、铁、钾、胡萝卜素、维生素B_2、维生素C、维生素E及烟酸等营养成分。

功效：清热止渴，利水解毒。凡小便热涩赤痛者均可经常食用。

● 大白菜

性味：味甘，性微寒。

成分：含有蛋白质、脂肪、多种维生素、糖类，以及钙、磷、铁等矿物质。除此之外，现代研究表明，本品含锌量不但在蔬菜中屈指可数，而且比肉和蛋类的含锌量还多。

功效：清热除烦，解渴利尿，通利肠胃，清肺热。慢性前列腺炎与缺锌有关，因此食用本品的益处是不言而喻的。

● 菜瓜

性味：味甘，性寒。

成分：含丰富的钙、磷、铁矿物质，还含糖、柠檬酸和少量的维生素A、B族维生素、维生素C等。

功效：清热利尿，生津解渴。凡属热性病、身热、口渴、小便短赤者，本品可作辅助食疗。

● 瓠瓜

性味：味甘，性平。

成分：含丰富的蛋白质、脂肪、碳水化合物、粗纤维、灰分、胡萝卜素、维生素B_2、尼克酸、维生素C、钙、磷、铁、钾、钠、镁、氯等人体必需的营

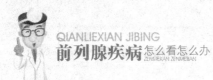
养物质。

功效：清热利水，解毒止渴。凡热毒症、五淋症均可食用。前列腺疾病患者排尿不畅，常食有利于缓解症状。

● 茄子

性味：味甘，性寒。

成分：含丰富的蛋白质、脂肪、碳水化合物、粗纤维、钙、磷、铁、胡萝卜素、维生素A、B族维生素等营养成分。

功效：清热解毒，活血消痈。凡小便热涩及会阴部胀痛者，食之最宜。

● 莴笋

性味：味苦、甘，性微寒。

成分：含蛋白质、脂肪、碳水化合物、糖类、钾、钙、磷、铁、胡萝卜素、维生素B_1、维生素B_2、维生素C等。

功效：清热利尿，理气化痰。急慢性前列腺炎见小便淋漓、尿血者均宜食。

● 芹菜

性味：味甘，性微寒。

成分：含蛋白质、钙、磷、铁和维生素等微量元素。

功效：清热利湿，平肝凉血。现代研究，本品含有天然的邻苯甲酸甲内脂，具有利尿作用。凡小便不利、尿有白浊、口苦目赤者均可食用。

● 菠菜

性味：味甘，性凉、滑，无毒。

成分：含有叶绿素、草酸、维生素A、B族维生素、维生素C，并含铁。

功效：利五脏，通血脉。对于前列腺疾病患者的症状有所缓解。

● 刺苋菜

性味：味甘，性微苦，凉。

成分：叶含甜菜碱、草酸盐，种子含脂肪油、淀粉、蛋白质、糖类。

功效：①清热解毒。②收敛止血痢。③抗菌、消炎、消肿。适用于急性肠炎、尿道炎、前列腺炎等症。

● 芫荽

性味：味辛，性温。

成分：蛋白质、脂肪、碳水化合物、钙、磷、铁、胡萝卜素、维生素，还含有硫胺素、核黄素、尼克酸、正癸醛、壬醛、芳樟醇、二氢芫荽香豆精、异香豆酮A、B和香柑内酯等各种元素。

功效：醒脾调中，发散利尿。凡久病阳虚，症见小便不利、畏寒、脘闷腹胀、食欲不振者宜食。若为热毒症慎食。

● 香椿

性味：味微苦，气香，性平。

成分：香椿叶中含有胡萝卜素及B族维生素、维生素C，椿白皮中含有川楝素、甾醇、鞣质。

功效：清热化湿，解毒杀虫。凡小便短赤涩病、食欲不振者宜食。但本品有动风之虑，故不宜多食。

● 洋葱

性味：味辛、甘，性温。

成分：含钙、磷、铁、维生素C，还有胡萝卜素、维生素B_1和尼克酸。洋葱几乎不含脂肪，却含有前列腺素A、二烯丙基二硫化物及硫氨基酸等成分。

功效：清热解毒，利康化痰。现代研究，本品能抑制高脂肪饮食引起的胆固醇升高，防止动脉硬化，所含挥发性硫化物能维持男性体内激素基本水平，防止尿道旁腺肥大，故肥胖伴小便不利患者食之最好。

● 绿豆芽

性味：味甘，性凉。

成分：含有丰富的尼克酸、维生素B_1、维生素B_2以及胡萝卜素。

功效：解毒利三焦。凡热毒壅滞三焦，症见口渴、烦躁、大小便不利者可食。凉拌生食尤佳。

● 空心菜

性味：味甘，性寒。

成分：含钙、胡萝卜素、碘、钾、氯等元素。

功效：清热，通利二便。凡小便短赤不利、大便郁结者可食。

● 黄花菜

性味：味甘，性平。

成分：含有丰富的花粉、糖类、蛋白质、维生素C、钙、脂肪、胡萝卜

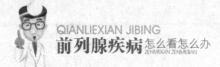
素、氨基酸等人体所必需的养分。

功效：清热解毒，止血利尿。凡小便涩痛不利、尿血、心烦口苦者均可食之。

● 大蒜

性味：味辛，性温，有强烈刺激性气味。

成分：大蒜的药用有效成分为挥发性蒜辣素。新鲜大蒜无大蒜辣素，而含一种大蒜氨酸，此酸被大蒜中存有的蒜酶分解后生成大蒜辣素。因此，新鲜大蒜不辣，风干的老大蒜较辣，越辣越好。此外，大蒜还含有大蒜素，有降血压作用。另含一种物质，可增强身体同化维生素B_1的能力。大蒜的营养成分为蛋白质、脂肪、糖类及维生素A、维生素B_1、维生素C等。蒜苗的营养成分为蛋白质、脂肪、钙、磷、铁等。

药理：蒜辣素对金黄色葡萄球菌、大肠埃希菌有强大的杀菌作用，紫皮蒜的抗菌作用较白皮蒜为强。紫皮低浓度蒜汁对痢疾杆菌有抑制作用；高浓度则可杀菌。大蒜汁液经加热处理后，有效成分即被破坏，故大蒜杀菌以生用为佳。高浓度蒜汁对结核杆菌也有抑制现象，但对绿脓杆菌及变形杆菌用0.5%的最高浓度大蒜汁，无抑制作用。此外，蒜汁对皮肤真菌、念珠菌、立克次体、阿米巴原虫、阴道滴虫，均有杀灭作用。

功效：抗菌、消炎。对于前列腺炎的治疗有很大帮助。

● 薤白（野蒜）

性味：味辛、苦，性温、滑，无毒。

成分：根含大蒜糖。

功效：温中散结，利尿。对于前列腺疾病的症状有所缓解。

● 番茄

性味：味甘、酸，性凉。

成分：含有丰富的维生素、矿物质、糖类、有机酸及少量的蛋白质。促进消化、利尿、抑制多种细菌。番茄中维生素D可保护血管、治高血压。番茄中含有谷胱甘肽，有延缓细胞衰老、增加人体抗癌的功用。

功效：对于前列腺癌的预防有一定帮助。

● 冬瓜

性味：味甘、淡，性微寒。

成分：含蛋白质、糖类、胡萝卜素、多种维生素、粗纤维和钙、磷、铁，且钾盐含量高，钠盐含量低。

功效：清热解毒，利水消痰，除烦止渴，是慢性前列腺炎、前列腺肥大患者的常用佳品。

● 海带

性味：味咸，性寒。

成分：含有多种有机物和碘、钾、钙、铁等元素，还含蛋白质、脂肪酸、糖类、多种维生素和尼克酸等。

功效：含有丰富的碘和钾，前列腺肥大患者可常食。

● 胡萝卜

性味：味甘，性平。

成分：含蛋白质、脂肪、糖类、胡萝卜素、维生素C及矿物质、挥发油等。

功效：健脾消食，补肝明目，清热解毒，有利于前列腺脓肿的消炎作用。

● 韭菜

性味：味甘、辛，性温、无毒。

成分：含有挥发油及硫化物、蛋白质、脂肪、糖类、B族维生素、维生素C等。

功效：为振奋性强壮药，根、叶捣汁有消炎、止血、止痛之功。适用于因前列腺疾病引起的盗汗、遗尿、尿频、阳痿、遗精等症状。

● 苦瓜

性味：味苦、甘，性寒。

成分：含蛋白质、脂肪、糖类、维生素、胡萝卜素、粗纤维、苦瓜素以及钙、磷、铁、无机盐等。

功效：清暑清热、解毒、明目。现代研究，本品有增强免疫功能的作用，故前列腺炎患者，体虚而热毒炽盛者可多食。

● 莲藕

性味：味甘，性平、涩，无毒。

成分：莲心含莲心碱、异莲心碱、正莲心碱、荷叶碱等多种生物碱及木犀草苷、金丝桃苷、芸香苷等黄酮类。莲须含生物碱、黄酮类。莲子含淀粉、蛋白质、脂肪、天冬素及蜜三糖。藕含淀粉、鞣质、B族维生素及维生素C等。

功效：莲子为滋养食品，对于前列腺引起的一系列症状有一定的缓解作用。

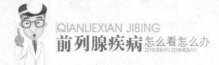

● 菱（芰）

性味：味甘，性平，无毒。

成分：果肉富含淀粉，还含葡萄糖、蛋白质、B族维生素、维生素C等。

功效：止消渴，解酒毒，有利尿通乳之功。近来民间试用于食管癌、胃癌、前列腺癌等症状的治疗。

● 马兰头（又名路边菊或田边菊）

性味：味甘，性平、微寒，无毒。

成分：含蛋白质、脂肪、维生素C、有机酸。

功效：清热止血，抗菌消炎。适用于急性肝炎、咽喉炎、前列腺炎等化脓性炎症。

● 蘑菇

性味：味甘，性微寒。

成分：含蛋白质、脂肪、糖类、多种氨基酸、多种维生素、多种微量元素及多糖类等。

功效：补脾益气，开胃解毒。对于病毒性感染引起的前列腺疾病有很好的辅助治疗的效果。

● 蘑菇蕈（通称蘑菇，又名肉蕈）

性味：味甘，性平，无毒。

成分：含多糖类、维生素B_1、维生素B_2、维生素C、蛋白质、脂肪、无机盐类、钙、磷、铁等。

功效：据报道，人工栽培的鲜蘑菇中提取的多糖类，对白细胞减少症、传染性肝炎有明显疗效。又据报道，中国安徽黄山产的野生蕈，含有抗癌物质；另据动物实验，香蕈也含有抗癌物质。最近，外国资料称，担子蕈的大马勃，对动物某种瘤株有明显的抑制作用；另一文献称："月下蕈"（有毒蕈之一）含有一种物质可抑制癌细胞的发展。据以上资料看来，蘑菇、香蕈这一类食物中药，有一定抗癌作用。

● 木耳、白木耳（桑耳）

性味：味甘，性平，无毒。

成分：黑木耳与白木耳所含成分大致相近。据分析，两者均含脂肪、蛋白质、多糖类、灰分，灰分中含有磷、硫、铁、镁、钙、钾及钠等。另据报道，白木耳还含甘露糖醇、多缩戊糖、麦角甾醇、海藻糖。

功效：滋养益胃，活血营养。对于前列腺疾病患者有很好的滋补作用。

● 南瓜（番瓜）

性味：味甘，性温。

成分：含丰富的蛋白质、糖类、脂肪、维生素以及钙、磷等物质。

功效：本品熟食对慢性前列腺炎、脾虚、小便不利者尤为适宜。

● 丝瓜

性味：味甘，性凉。

成分：含蛋白质、脂肪、糖类、钙、磷、铁及维生素B_1、维生素C，还含有皂苷、植物黏液、木糖胶等。

功效：清热化痰，凉血解毒。凡因湿热损伤脉络，症见尿中带血或血尿者均可食本品。

● 胭脂菜（落葵或藤菜）

性味：味酸，性寒、滑，无毒。

成分：全草含B族维生素、维生素C、蛋白质、脂肪、色素。

功效：凉血，滑肠。对于前列腺疾病患者排便困难的症状有所缓解。

● 竹叶菜（鸭跖草或竹节菜）

性味：味苦，性大寒，无毒。

成分：含有花青素类（飞燕次苷等）、黏液质、淀粉。

功效：清凉解热解毒，强心利尿。适用于呼吸道及尿路感染等急性炎症，例如前列腺炎。

● 紫菜

性味：味甘、咸，性凉。

成分：含大量蛋白质、脂肪、糖类、无机盐、多种维生素、糖原酶、紫菜色素、叶绿素、半乳糖酶、胶质等。

功效：紫菜中所富含的营养物质，对前列腺疾病患者的症状有很好的缓解作用。

● 刀豆

性味：味甘，性温、平，无毒。

功效：温中下气，利肠胃，益肾补元。刀豆对前列腺炎患者有一定的滋

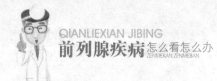
补作用。

说明：刀豆豆荚很长，其形如刀，故又称挟剑豆，豆荚内有粉红色豆子10多粒。刀豆外壳称刀豆壳或刀豆衣，刀豆苗称刀豆蔓。

酸酸甜甜的水果也能缓解前列腺疾病

酸酸甜甜的水果是每个人的最爱，吃对水果不仅能满足我们的味觉享受，还能治病，何乐而不为呢？

● 甘蔗

性味：味甘，性寒。

成分：由蔗糖、葡萄糖、果糖3种成分构成，含己酸、柠檬酸、己醇酸、甘氨酸、琥珀酸及10多种氨基酸。甘蔗多糖具有免疫性的抗癌、抗病毒作用，还有抗高血脂作用。

功效：清热，生津，泻火解毒，除烦止渴。喝甘蔗汁对泌尿系统感染有很好的疗效。

● 甜瓜

性味：味甘，性寒。

成分：主要含糖类、蛋白质、脂肪、B族维生素、维生素C、有机酸类、胡萝卜素、磷、钠等营养成分。

功效：清暑利尿，通利三焦。利尿作用较好，前列腺疾病患者只要不是阳虚型，可常吃。

● 西瓜

性味：味甘，性寒。

成分：含有大量葡萄糖、苹果酸、果糖、蛋白质氨基酸、番茄素及丰富的维生素C等物质。

功效：清热解暑，生津利尿。最适合急、慢性前列腺炎患者经常食用。

● 香蕉

性味：味甘，性寒。

成分：蛋白质、脂肪、碳水化合物、粗纤维、钙、磷、铁，此外，还含有胡萝卜素、硫胺素、烟酸、维生素C及维生素E以及丰富的微量元素钾等。

功效：清热润肠。前列腺疾病，尤其是前列腺增生多伴有便秘者，多食香蕉极有益处。

● 无花果

性味：味甘，性平。

成分：含有糖、蛋白质、氨基酸、维生素和矿物质元素以及大量的果胶和维生素。

功效：健脾调中，消肿解毒。本品除含有丰富的营养成分外，还含有抗肿瘤成分，故前列腺肥大和前列腺肿瘤患者食之最佳。

● 荸荠

性味：味甘、性寒。

成分：含丰富的蛋白质、糖类、钙、铁及维生素，还有一种不耐热的抗菌物质——荸荠英。

功效：清热生津，化痰明目，消积。适用于温病消渴、前列腺炎等病症。

● 橙子

性味：味甘、酸，性微凉。

成分：橙皮苷、柠檬酸、苹果酸、琥珀酸、果糖、果胶和大量维生素C、维生素P等营养物。

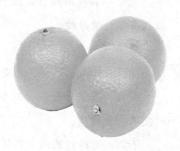

功效：生津止渴，对于前列腺炎引起的一系列症状有一定的缓解作用。

● 柑子

性味：味甘、酸，性凉。

成分：含有糖类和维生素C、烟酸、柠檬酸、钙、磷、铁等。有除烦、醒酒、利尿之功效。

功效：生津止渴，通利小便，醒酒。小便淋涩、小腹胀满者可常食。

● 桃

性味：味甘、酸，性温。

成分：富含多种维生素、矿物质及果酸，其含铁量居水果之冠。

功效：补气生津，活血消积。患前列腺疾病、病久多有瘀滞者，可食本品。

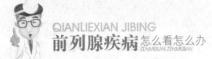
● 芒果

性味：味甘、酸，性平。

成分：含有糖类、蛋白质及钙、磷、铁等多种人体所必需的营养成分。

功效：补虚养阴，通利二便。前列腺疾病见二便不利者食之最好。

● 桂圆

性味：味甘，性温，无毒。

成分：肉含B族维生素、葡萄糖、蔗糖及酒石酸。核含皂素、脂肪及鞣质。叶含槲皮素、槲皮苷、鞣质等。

功效：桂圆对于男性前列腺疾病患者有很好的滋补功效。

● 荔枝

性味：味甘、酸，性温，无毒。

成分：果肉含蔗糖、葡萄糖、蛋白质、脂肪、维生素C及柠檬酸等。

功效：荔枝消结肿，止痛，对于前列腺脓肿等症状有很好的疗效。

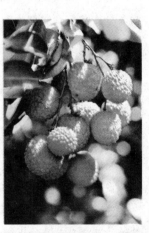

● 栗子

性味：味咸，性温，无毒。

成分：果实含糖类、淀粉、蛋白质、脂肪、维生素B_1及维生素B_2，壳斗、树皮及叶含鞣质。

功效：有很好的消炎作用，前列腺炎患者应该常食。

● 胡桃

性味：仁：味甘，性平、温。

成分：种子（核桃仁）含脂肪油、蛋白质、糖类、烟酸、维生素B_1、维生素B_2。果肉含胡桃叶醌、鞣质。叶含挥发油、树胶、鞣质、没食子酸、缩合没食子酸、氢化胡桃叶醌；核壳含五碳糖。

功效：补气养血，是滋养强壮品，前列腺疾病患者应该多食用以滋补。

● 猕猴桃

性味：味酸、甘，性寒，无毒。

成分：果肉含多量糖类、有机酸、B族维生素、维生素C。花含挥发油，茎皮含胶质。

功效：清热，止渴，通淋。小便淋漓涩痛、尿血等症均可食之。

● 葡萄

性味：味甘、平、涩，无毒。

成分：果含糖类、蛋白质、维生素B_1、维生素B_2、维生素C、烟酸及其他矿物质。根、茎及叶含橡胶质、糖类和酶等。

功效：滋阴生津，补气利尿。久病气阴两伤而见气短、咽干、小便淋涩者可食。

江河湖海中都是药

● 海参

性味：味咸，无毒。

成分：含蛋白质、糖类、脂肪、钙、磷、铁。此外，还含有少量的碘。海参蛋白质中所含的氨基酸为精氨酸、胱氨酸、组氨酸、赖氨酸。

功效：益肾补虚，利水通便。

● 鲍鱼

性味：味咸，性温，无毒。

成分：肉含蛋白质、脂肪、无机盐类。

功效：养血柔肝，益精明目，治淋浊，补虚损。

● 淡菜（为蚌类，蚌肉俗称水菜或淡菜）

性味：味甘，性温，无毒。

成分：肉含蛋白质、脂肪、糖类、烟酸及维生素A、B族维生素。

功效：补虚，去胸中烦热，降丹石毒（古称丹石毒是指误服丹石中毒，相当于高血压、血管硬化等疾患）。

● 牡蛎（蚝）

性味：味咸，性平。

成分：本品壳含碳酸钙、磷酸钙、硫酸钙，并含镁、铝、硅及氧化铁等。肉含糖原、牛磺酸、必需氨基酸、无机盐、谷胱甘肽、维生素A、维生素B_1、

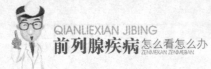
维生素B_2、维生素D、碘等。

功效：益阴潜阳，安神定惊，软坚化痰散结，涩精敛汗。用于惊痫、眩晕、自汗、盗汗、遗精、淋浊、崩漏、带下、瘰疬、瘿瘤。

● 鳖（团鱼或甲鱼）

性味：味咸，性平，无毒。

成分：含蛋白质、脂肪、糖类、烟酸、无机盐、维生素A、维生素B_1、维生素B_2。

功效：主治心腹癥瘕坚积、骨蒸劳热、疟母。鳖血为滋阴退热用于肺结核有低热的患者。鳖甲用于脾肿大，鳖头治脱肛。

● 河蟹（石蟹，或称小石蟹）

性味：味咸，性寒。

成分：含蛋白质、脂肪、糖类以及无机盐、烟酸、维生素A、维生素B_1、维生素B_2。

功效：散瘀血，续筋接骨，解漆毒。蟹爪催产下胎。

● 泥鳅（鳅鱼）

性味：味甘，性平，无毒。

成分：含蛋白质、脂肪等。

药理：泥鳅滑涎具有强力的抗菌消炎作用。

功效：暖中益气，解毒收痔。

● 鳝鱼

性味：味甘、咸，性温。

成分：本品含蛋白质、脂肪、钙、磷、铁等。具有补五脏功效。

功效：补虚损，除风湿，强筋骨。用于痨伤、风寒湿痹、产后淋漓、下痢脓血、痔疮、臁疮。

● 田螺

性味：味甘，性大寒，无毒。

成分：含蛋白质、脂肪、糖、无机盐、烟酸及维生素A、维生素B_1、维生素B_2，还富含维生素D。

功效：利大小便，清暑解渴，治黄疸。

● 蛙（田鸡，蛤士蟆母蛙的输卵管名为蛤士蟆油）

性味：蛙：味甘，性寒。蛤士蟆油：味甘，性平。

成分：蛤士蟆油的成分大部分为蛋白质，脂肪仅占4%左右，糖类约10%，其他尚有少量磷、硫等，并含维生素A、B族维生素。

药理：据报道，蛤士蟆油对小白鼠的发育有良好影响，且能延长雌性小白鼠的兴奋期。蛤士蟆油置于水中则显著膨大，不但可作美味食品，且为强壮药，适用于消耗性患者、体弱患者及神经衰弱等病，并有显著的强精功效。

功效：蛙：利水消肿，解劳补虚，治痨瘦。蛤士蟆油：强壮补虚，增精髓。

● 乌龟（龟之腹板即龟版，作药用）

性味：龟版：味甘，性平，无毒。

成分：含蛋白质、脂肪、糖类、B族维生素、维生素B_2、烟酸。

功效：癥瘕，痎疟，风痹，脚弱。

● 虾

性味：味甘，性温。

成分：含蛋白质16.4%，脂肪以及糖类、无机盐、烟酸、维生素A、维生素B_1、维生素B_2。

功效：托痘疮，下乳汁，壮阳道，是一种强壮补精药，内服有托里解毒之功。

禽类蛋类，处处都是宝

● 鸡

性味：鸡肉：味甘、咸，性平。鸡蛋：味甘，性平。

成分：鸡肉含蛋白质、脂肪。鸡蛋含蛋白质、脂肪、维生素A、B族维生素、维生素C、维生素D、烟酸。蛋黄含卵磷脂、胆甾醇。

功效：补益五脏，治脾胃虚弱。鸡蛋蛋白外涂解热毒红肿，生服解胡蔓草毒；蛋黄治心悸怔忡，蛋黄油生肌长肉；鸡蛋壳壮骨制胃酸；喜蛋（孵化成鸡胚的蛋）补虚损、治眩晕；鸡肝明目治夜盲；鸡苦胆治百日咳；鸡内金助消化；雄鸡冠调经；鸡血治出血和喘咳。

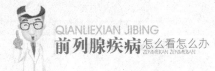
● 鸽肉

性味：味甘、咸，性平。

成分：鸽肉含有丰富的蛋白质、脂肪、维生素A。

功效：滋肾益气，祛风解毒。主治虚羸、消渴、久疟、妇女血虚经闭、恶疮疥癣。

● 鹌鹑

性味：味甘，性平，无毒。

成分：鹌鹑素以动物人参之美誉闻名于世，其肉质鲜美细嫩，为高蛋白质、低脂肪和维生素多的肉食物，含胆固醇也低，多种维生素的含量也比鸡肉高1～3倍，故从古至今均被视为野味上品，民谚有"要吃飞禽，还是鹌鹑"之说。作为老年人、产妇、小儿和体弱者滋补食品。

功效：利水消肿，益中续气，补益五脏，消积热，可用于前列腺疾病，属脾虚水湿不利者。

● 鹌鹑蛋

性味：味甘，性平，无毒。

成分：鹌鹑蛋具有很高的药用价值，古代为帝王将相食用，故有"宫廷珍贵食品"之名，被人们誉为延年益寿的"灵丹妙药"。其营养价值超过鸡蛋3倍。而胆固醇含量却比鸡蛋低，比鸡蛋高5～6倍的卵磷脂及成分较高的赖氨酸、胱氨酸、蛋氨酸等为人体所不可缺乏的物质。

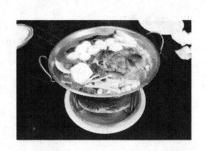

功效：补血，养神，健肾，益肺，降血压。

主治：鹌鹑蛋对于肺病、肝炎、脑膜炎、胃病、糖尿病、哮喘、心脏病、神经衰弱、高血压、低血压、动脉硬化、小儿疳积等病症均有较好的辅助疗效；对营养不良、发育不全、身体虚弱、孕妇产前、产妇产后出现的贫血等都有很好的滋补作用。

● 野鸭

性味：味甘，性凉，无毒。

功效：补中益气，平胃消食，利水消肿。

主治：病后体弱，食欲不振，体倦无力，气虚水肿，慢性水肿，久病疮疡不愈。

● 乌骨鸡

性味：味甘，性平，无毒。

成分：含丰富的蛋白质、脂肪、烟酸。

功效：补益阴虚，遗精，白浊，带下，月经不调，五心烦热，潮热盗汗，形体消瘦，咽干颊赤，咳嗽，脾虚泄泻。

家畜类食品赶走前列腺疾病

肉香又治病，吃对了能够缓解你的病情。下面将为患者介绍一些我们常食并且对前列腺疾病的治疗有益的肉类。

● 狗肉

性味：味咸、酸，性温，无毒。

功效：安五脏，暖腰膝，益气力。

● 牛肉

性味：味甘，性平。

成分：本品含蛋白质、脂肪、维生素B_1、维生素B_2、多种人体所需氨基酸、胆甾醇、钙、磷、铁、肌酸、黄嘌呤、次黄质、牛磺酸。据报道，美国威斯康星大学的科学家在油炸牛排中分离并鉴定出一种癌抑制物。

功效：补脾胃，益气血，强筋骨。用于补脾益气，壮筋骨，利水湿。可用于各种虚损兼水气不利者。

● 猪肉

性味：味甘，性平

功效：补肾养血，滋阴润燥。对慢性前列腺疾病阴虚燥热、二便欠利者尤为适宜。

● 鹿肉

性味：味甘，性温

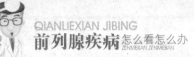

功效：补脾益气，温肾壮阻。最适合前列腺肥大、阳虚、无力气化水湿而见小便点滴不利、肢冷畏寒者。

● 兔肉

性味：味甘，性凉

功效：补中益气，凉血解毒。最适合前列腺疾病虚实夹杂者。

● 鸭肉

性味：味甘，性平

功效：补气利水，滋阴养胃。可用于久病阴伤虚损、小便不利者。

● 羊

性味：肉：性热。血：味咸，性平。肝：味苦，性寒。角：味咸，性温。

成分：肉含蛋白质、脂肪、糖类、无机盐、维生素A、B族维生素、烟酸等。肝含蛋白质、脂肪、糖类、无机盐、烟酸及维生素A、维生素C、B族维生素。

功效：羊肉暖中补虚，是前列腺疾病患者很好的滋补品。

● 猪肚

性味：味甘，性温。

成分：本品主要含蛋白质、脂肪等。具有补脾益胃、安五脏等功效。

功效：健脾胃、补虚损。用于虚劳脾虚腹泻、消渴、小便频数以及前列腺炎等症状。

● 猪肤、猪蹄

性味：味甘，性平，无毒。

成分：猪皮及猪蹄均含蛋白质、脂肪，并富含动物胶质。

功效：活血脉，是前列腺炎患者的滋补良方。

野菜抑病有功劳

野菜的品种很多，在我国南北各地、山野平原可找到，因是自然生长，很少受化肥及杀虫剂污染，故营养丰富、口感纯正、俯拾皆是，可谓是天赐佳肴，地道良药。现介绍用于前列腺疾病的常用野菜：

1. 小蓟

土名有刺脚芽、刺儿菜、蓟蓟菜等。本品生于田间、路边、园林、沟岸，全国大部分地区均有，是多年生草本植物，四季可见，实为一种常用药，新中国成立前，不少贫困家庭在开春前后以此当饭吃，可谓是药食兼用的代表。其味甘，性凉，有凉血止血、解毒消痈之功效。现代药理证明，有很好的止血功能和广泛的抑菌作用。对前列腺疾病有出血征象者，应充分食用。

2. 马齿苋

别名马齿菜、长寿菜。味酸，性凉，有清热解毒、散瘀消肿之功效。现代研究已知其含大量去甲基肾上腺素、多巴、多巴胺、各种维生素、钙、磷、苹果酸、柠檬酸、生物碱、黄酮类及强心苷等。其水煎剂对各种痢疾杆菌、大肠埃希菌、金黄色葡萄球菌及某些真菌有抑制作用，对急、慢性前列腺炎均有治疗作用。这种遍地可见、食医兼用的佳品应被充分利用。在城市里，马齿苋已是一种高价菜。

3. 紫菌蓿

别名苜蓿菜，味甘，微苦，性平，有清热利湿、利大小肠之功效。全国大部分地区均可找到，适用于各种淋症（中医所指的五淋）及大便秘结者。

4. 荠菜

别名护生草，味甘，气香，性平，有开胃消食、利湿通淋、凉血止血之功效。全国各地均有野生。现已有人工种植。前列腺炎属肝气不疏、湿困脾胃，症见口苦、目涩、胁痛、小便短赤及血尿者可以此为食疗。

5. 蒲菜

别名香蒲、甘蒲、蒲黄草，味甘，性凉，有清热解毒、凉血利尿之功效。本品分布于湖、河等地方，食其嫩根，其花粉名"蒲黄"，是常用的凉血、止血、活血、祛瘀中药。蒲菜根食之，对前列腺疾病有血尿者，可有辅助治疗作用。

6. 蒲公英

别名黄花地丁。味微苦、略有甘味，性寒，是一种常用中药，有清热解毒、消痈散结、通乳退黄、清湿热、治淋症之功效。已知其含蒲公英甾醇、胆碱、菊糖和果胶等成分，其提取物有广谱抗菌作用，各种前列腺疾病患者均可食用，可谓有益无害之品。

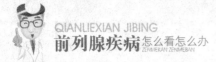
7. 槐花

即中国槐树的花，常用的为花蕾，中药名为"槐米"。味淡（即无明显的味），气香，性凉，有清热解毒、凉血止血之功效，是一味常用中药及茶药兼备的佳品。现代研究认为：槐花含芸香苷（花蕾中含量最多，花开放后减少），由桦脂醇、槐花二醇，水解后生成槲皮素及葡萄糖、鼠李糖，还含槐花米甲素、乙素、丙素。药理上有：①止血作用，槐花能缩短出血时间，炒炭后作用加强；②保护血管，芸香苷能保持毛细血管的正常抵抗力，减少血管通透性及脆性，有抗炎、解痉、抗溃疡的作用；③对心脏有轻度兴奋作用，对实验性动脉硬化有防治的疗效。前列腺肥大是中老年病，多伴有心血管病，凡有尿路感染、尿短赤不畅、尿血、尿痛者，均可食用或泡水饮用。

8. 鱼腥草

别名侧耳根、臭菜。味辛，气腥，性微寒，有清热解毒、利尿通淋之功效。云、贵、川等西南地区民众喜食凉拌其根，名侧耳根，有开胃化腻之用，别有风味。其实鱼腥草也是一种极为常用的中药。

现代研究认为：鱼腥草中的主要成分是鱼腥草素、甲基壬酮、桉叶烯、癸酸等，还含有蕺菜碱、槲皮苷、异槲皮苷等。其水煎剂对多种革兰氏阳性及革兰氏阴性菌有抑制作用，如对金黄色葡萄球菌、肺炎球菌、溶血性链球菌、卡他球菌、大肠埃希菌、流感杆菌、白喉杆菌、各型痢疾杆菌及钩端螺旋体等均有较强的抑制作用，其所含的槲皮素苷有利尿强心作用。本品适用于各种伴有感染的前列腺疾病，实为不可缺少的一味泌尿系统疾病的良药。

饮食巧搭配，治疗好方法

每个人都想拥有健康的体魄，因此一定要注意生活中的细节。饮食就是配合治疗的最好方法，下面就为前列腺疾病患者提供一些有益的食疗方法：

1. 有益于泻下通便的饮食良方

● 藕蜜膏

来源：《实用食疗方精选》

原料：鲜藕、蜂蜜、鲜地黄。

制法：鲜藕及鲜地黄均捣汁。取藕汁及蜂蜜各1份，鲜地黄汁2份，和匀，微火煎成膏。

用法：每次半汤匙，含化后，徐徐咽下，一日数次。

功效：清热养阴，生津止渴，润肠通便。适用于前列腺疾病热邪伤阴，或放、化疗后口干便秘者。

● 苏子麻仁粥

来源：《丹溪心法》

原料：火麻仁、紫苏子各10～15克，粳米60克。

制法：先将火麻仁、紫苏子捣如泥，然后加水慢研，滤汁去渣，以药汁煮粳米为稀粥。

用法：空腹饮稀粥。

功效：润肠通便，滋养补虚。主治体虚便秘患者。

● 决明子蜂蜜饮

来源：《临床验方集锦》

原料：炒决明子10～15克，蜂蜜20～30克。

制法：将决明子捣碎，加水300～400毫升，煎煮10分钟，冲入蜂蜜搅匀。

用法：每日1剂，早、晚分服。

功效：润肠通便。主治前列腺疾病兼有习惯性便秘者。

● 桃花馄饨

来源：《太平圣惠方》

原料：鲜毛桃花30克，面粉100克。

制法：将桃花剁碎，加少量调味料为馅，面粉和成团擀皮，按常法做成馄饨。

用法：作为主食，每日或隔日吃1次。

功效：通便泻下，行积导滞。适用于前列腺炎，既有小便淋沥不尽又有大便干结、小腹胀痛者。

2. 能够起到活血化瘀的饮食良方

● 加味桃仁粥

来源：《多能鄙事》

原料：桃仁10～15克，金钱草20克，粳米100克。

制法：先将金钱草煎后取汁，桃仁捣烂如泥，加水研之去渣，将上述两种

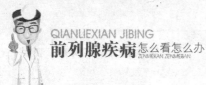
药与粳米共同煮粥。

用法：1日分2次服用。

功效：活血化瘀，清热利湿。适用于前列腺炎有湿热血瘀症，见尿频而灼热、会阴部刺痛、前列腺结石者。

● 益母草汁粥

来源：《太平圣惠方》

原料：鲜益母草汁10毫升，生地黄汁40毫升，藕汁40毫升，生姜汁20毫升，蜂蜜10毫升，粳米100克。

制法：分别将益母草、鲜地黄、藕、生姜洗净，捣烂绞汁待用。粳米熬粥，待米熟时加入上述几种药汁及蜂蜜，煮成稀粥。

用法：空腹食之。

功效：养血止血，滋阴活血。适用于前列腺炎、阴虚血热所致的尿血、舌红少津、手足心热、心烦失眠等。

● 三七蒸鸡

来源：《良药佳馔》

原料：老母鸡1只，三七片100克，姜末、葱段、料酒、盐、清汤、味精各适量。

制法：将鸡杀后去毛与内脏，洗净切小块，三七分两半，一半打粉备用，一半放笼内蒸软切片，姜、葱洗净，以上诸料与鸡块共放于碗中，加入清汤、料酒、盐，上笼蒸2小时。出笼后拣出姜、葱之后，将味精及三七粉撒入汤中即成。

用法：分成10小碗，每天服用1~2小碗。连服10天。

功效：三七味甘，微苦，性温。有止血散瘀、消肿定痛之功效。三七含有多种与人参苷相似的皂苷，如三七皂苷、七叶胆皂苷。三七皂苷水解后产生人参二醇、人参三醇，还有氨基酸、槲皮素、黄酮类化合物、β-谷甾醇及葡萄糖苷、胡萝卜素、挥发油素。

药理：①三七有止血作用，能缩短凝血时间和凝血酶原时间，但三七根总苷能抑制血小板聚集。②对心血管的作用：所含皂苷及黄酮苷均能增加冠状动脉流量、降低心率和心肌耗氧量、对抗心肌缺血，还能降低外周血管的阻力、降低血压。对失血性休克有疗效，对心律失常有一定的防治作用。③有中枢镇痛作用。④调节过高和过低的免疫反应，但不干扰正常免疫反应。⑤有人参的补养功效。故该膳适用于慢性前列腺炎、前列腺肥大、前列腺癌有体虚、血瘀、出血者。

● 川芎茶

来源：《简便单方》

原料：川芎、绿茶各3～6克。

制法：水煎取汁。

功效：活血行气，清热利尿。可用于血瘀热结的癃闭症，征象是小便点滴刺痛、尿道灼热、会阴胀痛。

● 玫瑰膏

来源：《饲鹤亭集方》

原料：玫瑰花（初开者）300朵，红糖500克。

制法：将玫瑰花去尽心蒂，以花瓣放沙锅内煎煮取浓汁，去渣，文火浓缩后加入红糖，再炼为稠膏。

用法：早晚各服10～20毫升，开水冲服。

功效：活血行瘀。适用于慢性前列腺炎及前列腺肥大血瘀气滞型，症见少腹、会阴及睾丸坠胀、小便不畅者。

● 泽兰煲鸡肉

来源：《中国药膳大观》

原料：泽兰25克，益母草50克，净鸡肉50克，姜片、盐、料酒、香油适量。

制法：将泽兰、益母草洗净切碎，加水适量，煎煮，取汁去渣，鸡肉切片，加药汁煮熟，再加香油、盐、姜、料酒调味即成。

用法：吃肉喝汤，每日1剂，连服5天。

功效：泽兰有活血祛瘀、行水消肿、强心的功效。该药膳有补虚血、祛瘀止痛的效用。适用于前列腺疾病、体虚血瘀有尿血者。

3. 能够理气开郁的食方

● 乌药饮

来源：《濒湖集简方》

原料：乌药2克，橘皮3克，紫苏叶2克。

制法：将乌药以温开水煮，取浓汁，兑同样橘皮、紫苏叶煎液。

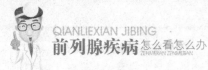
用法：少量频服。

功效：行气止痛。适用于前列腺疾病痛气滞下焦、小腹痛及会阴肿胀者。

● 柚皮醪糟

来源：《重庆草药》

原料：柚子皮去白，川芎、木香各等份，醪糟、红糖各适量。

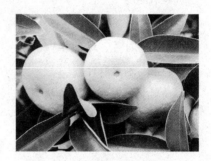

制法：将上述3味药粉碎，过筛，取细粉，每次煮红糖醪糟一小碗，兑入上药粉3~6克即成。

用法：趁热饮用，每日2次。

功效：理气止痛。适用于小腹及会阴部胀痛或冷痛，属气滞寒凝的前列腺疾病。

● 橘皮粥

来源：《饮食辨录》

原料：橘皮10~20克，粳米30~60克。

制法：将橘皮煎成药汁，去渣，加入粳米煮粥；或单以粳米煮粥，待粥快熟时加入陈皮末3克，再煮至粥成。

用法：空腹食用，每日2次。

功效：理气健脾，和胃化痰。适用于慢性前列腺炎，症有脘痞腹胀、纳差者。

● 陈皮兔肉

来源：《良药佳馔》

原料：兔肉200克，陈皮10克，干辣椒、葱白、姜片、白糖、盐、酱油、醋、料酒、味精、麻油适量。

制法：将兔肉切成2厘米的肉丁放入碗中，加盐、料酒、麻油、姜片拌匀，陈皮用温水浸泡10分钟切成小丁，用白糖、酱油、味精兑成调味汁。将炒锅置旺火上，下油炒干辣椒，放入兔肉丁炒到肉发白后，加陈皮、花椒、葱白，炒至兔肉丁干酥后烹调味汁和醋，收干后起锅即成。

用法：佐餐。

功效：理气补虚。适用于前列腺疾病、体虚而兼气滞者食用。

● 小茴香粥

来源：《寿世青编》

原料：小茴香10～15克，粳米30～60克。

制法：将小茴香煎煮取汁，去渣，加粳米煮粥；或以小茴香细粉3克调入粥中也可。

用法：空腹食之。

功效：行气温里，止痛。适用于前列腺疾病，症见小腹、后背、会阴及睾丸坠胀、冷痛者。

● 荔枝鸡汤

来源：《药膳食谱》

原料：净母鸡1只（1 000克），荔枝核15克，高良姜6克，泽兰10克，葱、姜、料酒、胡椒粉、盐、味精适量。

制法：将净母鸡入沸水锅中焯去血水，在沙锅内加清水适量，放入鸡、荔枝核、高良姜、泽兰、葱、姜、料酒、盐，置大火上烧开，撇去浮沫，改用小火慢烧2～3小时，至鸡肉炖烂即可。

用法：吃鸡肉，喝鸡汤。

功效：补虚活血，理气止痛。适用于慢性前列腺炎，症见气滞血瘀、会阴、睾丸胀痛或刺痛者。

4. 能够滋阴去火的食方

● 西洋参粥

来源：《良药佳馐》

原料：西洋参5克，麦冬15克，淡竹叶10克，粳米50克，冰糖少许。淡竹叶味甘、淡，性寒，有解热除烦、清心利尿之功效。已知淡竹叶含三萜类化合物芦竹素、白茅素、β–谷甾醇等，有退热利尿的药理作用。

制法：将3种药洗净，加适量水煮成粥，以冰糖调味。

用法：早晚服用。

功效：养阴清热。适用于慢性前列腺炎、久病伤阴者，症见小便短赤不利、口干舌燥、虚烦不眠、手足心热、舌红少津者。

本方适合所有老年人，麦冬与淡竹叶的口感很好，不加糖也好喝，故糖尿病者也可食用。

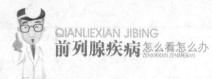
● 松子粥

来源：《良药佳馐》

原料：松子仁25克，粳米50～100克，白糖适量。

制法：挑好松子仁，洗净后，与淘净的粳米，加水适量同煮成粥，以白糖调味。

用法：早晚食之。

功效：滋阴补液，通利二便。适用于前列腺肥大的患者，症见小便余沥不尽、大便秘结、口舌干燥、手足心热、舌质红、无苔。

● 枸杞子蒸鸡

来源：《大众药膳》

原料：枸杞子15克，子母鸡1只，料酒、胡椒粉、姜、葱、盐、味精适量。

制法：将子母鸡宰杀洗净后，放入沸水中氽透，捞出用水冲洗干净，再把枸杞子装入鸡腹内，腹部朝上放入盆内，加清汤，放入姜、葱、盐、胡椒粉，将盆盖好，用湿棉纸封住盆口，上笼蒸2小时取出，拣出葱、姜，再放入味精即成。

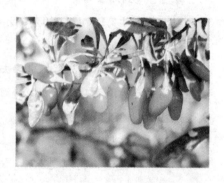

用法：佐餐。

功效：滋补肝肾。适用于前列腺疾病属肾阳虚症，症见腰膝酸软、五心烦热、小便不利、早泄者。枸杞子味甘，性平，有滋肾益精、养肝明目之用。已知其含甜菜碱、芸香苷、β-甾醇、β-D-葡萄糖苷、玉蜀黍黄素、酸浆果红素、多种维生素、氨基酸及微量钙、磷、铁等，还含降压成分枸可胺A。药理作用为促进免疫作用、降低血清胆固醇、保肝、显著持久地降血糖，还可保护视网膜。

● 凉拌双耳

来源：《良药佳馐》

原料：黑木耳50克，白木耳50克，麻油、盐、味精均适量。

制法：用水发黑、白木耳，洗净，以开水稍烫后，再投入冷水里，捞出装盘，配上述调料即成。

用法：佐餐。

功效：滋阴益胃，活血润肠。适用于前列腺肥大者。现已证明：黑木耳有化黏作用，老年人多血黏度高，故可多食黑木耳。

● 甲鱼滋肾汤

来源：《四川中药志》

原料：约300克的鳖1只，枸杞子30克，熟地黄15克，盐、味精、葱、姜适量。

制法：将鳖烫死，剁去爪甲，去内脏，切成小方块，放入锅中，再放入上述两味中药及葱、姜，加水适量，煮至肉烂，放盐、味精即成。

用法：吃肉喝汤，可常用。

功效：滋阴补肾。适用于慢性前列腺炎属肾阴虚者，症见腰膝酸软、烦热盗汗。地黄味甘、微苦，性凉，有清热凉血、养阴生津之功效。已知地黄含梓醇、益母草苷、甘露醇、地黄苷A、地黄苷B、地黄苷C、地黄苷D，还含多种糖类及多种氨基酸。

● 百合鸡子黄汤

来源：《金匮要略》

原料：百合45克，鸡蛋1枚，糖适量。

制法：将百合浸泡一夜，洗净，加清水适量，煮30分钟，去百合，加蛋黄搅匀，放糖调味。

用法：早晚分服。

功效：滋养心肾，清心安神。适用于慢性前列腺炎的阴虚症，症见心烦失眠、焦虑不安、口燥咽干、潮热盗汗者。

5. 能够补气的食方

● 人参莲肉汤

来源：《经验良方》

原料：白人参10克，莲子15粒，冰糖30克。

制法：将白人参与去心的莲子共放在碗内，加水适量，浸泡透后，再加冰糖，置锅内隔水蒸1小时后取出。

用法：喝汤吃药。

功效：补气固肾。适用于慢性前列腺炎、久病体虚者，症见小便频数、遗精、心悸气短、体瘦乏力。

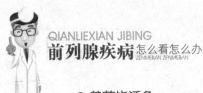

● 黄芪烧活鱼

来源：《大众药膳》

原料：黄芪10克，党参10克，活鲤鱼约750克，水发香菇、冬笋片、白糖各15克，花生油、料酒、盐、酱油、葱、蒜、味精、姜汁、花生油、清汤、水豆粉各适量。

制法：将活鱼洗净，在鱼身上切成十字花刀，将炒锅置武火上，放入花生油，烧至六成热，下入鲤鱼炸成金黄色，捞出滤去油，随后放入白糖，炒成枣红色时，放入炸好的鲤鱼，党参、黄芪片同时下锅，加水适量，烧开后，移到文火上，煨至汤浓、鱼肉熟透，将鱼捞在盘中，择去二药，再放入诸调料及香菇、笋片，烧开后，用水豆粉勾芡，浇在鱼上，即完成整体操作。

用法：佐餐。

功效：益气健脾，利水消肿。适用于脾阳虚所致小便淋漓、心悸气短、水肿胀满者。

● 炒榛仁

来源：《良药佳馔》

原料：榛子仁100克，白糖适量。

制法：榛子仁洗净，下锅炒熟，熟后研末与白糖拌匀即成。

用法：每日1次食之，每次25～50克。

功效：补气益血。适用于前列腺肥大，属气血双虚症，症见小便不利、神疲气短、面色苍白、脉象无力而沉者。

● 参芪薏苡粥

来源：《实用食疗精选》

原料：党参10克，薏苡仁120克，黄芪20克，生姜12克，大枣10克。

制法：将党参、黄芪、大枣洗净，用纱布包党参和黄芪，以冷水泡透，然后将薏苡仁洗净加入，置锅内，加水适量，大火烧沸，再下入拍破的生姜，小火煨至薏苡仁烂熟即可。

用法：吃薏苡仁及大枣，喝汤。

功效：补中益气，健脾除湿。主治前列腺疾病属脾胃气虚者，症见小便余沥不尽、食少乏力、少腹坠胀、水肿者。

● 甘麦大枣汤

来源：《金匮要略》

原料：生甘草9克，淮小麦30～60克，大枣30克。

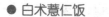

制法：上药加水适量，文火煎煮，取汁去渣。

用法：代茶频饮。

功效：补虚安神，和中缓急。适用于慢性前列腺炎，症见小便不爽、焦虑不安、心烦失眠、心悸脉促者。

● 白术薏仁饭

来源：《良药佳馔》

原料：炒白术25克，薏苡仁15克，枳壳15克，粳米适量，荷叶1张，植物油少许，盐适量。

制法：将荷叶铺在蒸笼上，先把上3味药放在荷叶上，再把浸泡约1小时的米放在药上，加植物油、盐适量同蒸，约蒸40分钟，米熟即可。

用法：吃米与薏苡仁，每日1次，连日或隔日吃1次，10日为1个疗程。

功效：健脾消食，清利水湿。适用于慢性前列腺炎属脾虚湿热未尽者，症见小便不利而有涩痛、气短乏力、食后脘胀、不思饮食、舌苔薄腻者。

本方中的党参，味甘，性温，有健脾保肺、益气养血、生津止渴之功能。现代药理研究认为：党参可增加白细胞数，对放射治疗、化学治疗损伤的白细胞减少有升白细胞之功效，调节人体免疫功能有抗炎镇痛之效。故本药膳，对前列腺癌做放疗或化疗时，有很好的支持作用。

6. 补肾阳食方

● 鹿角锅

来源：《臞仙神隐》

原料：鹿角粉5～10克，粳米30～160克。

制法：先以米煮粥，粥熟成后加入鹿角粉，另加食盐少许，再稍煮一会儿即成。

用法：每日分2次食之。

功效：补肾阳，强筋骨。适用于肾阳虚的前列腺肥大者，症见小便淋沥、

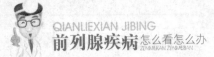

夜尿频、阳痿、腰膝酸软而凉。鹿角味咸，性温，有温肾阳、强筋骨、行血消肿之功效。

● 苁蓉羊肉粥

来源：《本草纲目》

原料：肉苁蓉10～15克，精羊肉60克，粳米60克，葱白两根，生姜3片，盐少许。

制法：分别将肉苁蓉、羊肉洗净，切细，先煎煮肉苁蓉，取汁去渣，入羊肉、粳米同煮，待沸数分钟后，加入调味料，同煮为粥。

用法：空腹服食。

功效：补阳气，益精血。适用于肾阳虚的前列腺肥大的患者，症见小便淋沥、大便秘结。

● 韭菜子粥

来源：《备急千金要方》

原料：韭菜子5～10克，粳米60克，盐适量。

制法：将韭菜子研细末待用，将米煮成粥时，再下入韭菜子粉及盐，再煮一会儿即成。

用法：空腹食用，每日1次，连服1周。

功效：补肾壮阳。适于肾阳虚的患者，由前列腺疾病引起的男性不育，症见阳痿、夜尿频、腰膝酸软

● 补骨脂胡桃膏

来源：《续传信方》

原料：补骨脂300克，胡桃肉600克，蜂蜜300克。

制法：将胡桃肉捣为泥状，将补骨脂用酒拌，蒸热，晒干，研末，蜂蜜熔化至沸，加入胡桃泥及补骨脂粉，和匀后收入瓶内。

用法：每次服10克，每日2次。

功效：温肾阳。主治肾阳虚，症见尿频、阳痿、喘咳、腰膝冷痛。补骨脂，味辛，微苦，性温，有补肾壮阳、纳气平喘、暖脾止泻之功效。其含黄酮类化合物、补骨脂甲素、补骨脂乙素、补骨脂查耳酮、异补骨脂查耳酮等，还含有香豆精类化合物补骨脂内脂、自芷素及补骨脂酚、挥发油等。

药理：①明显增加冠状动脉血流量，增强心肌收缩。②促进粒细胞生长，

保护因环磷酰胺引起的白细胞下降。③对多种细菌有抑制作用。④有一定的抗癌作用。⑤促进皮肤黑色素新生等。⑥对前列腺癌有治疗作用。

● 复元汤

来源：《大众药膳》

原料：山药50克，肉苁蓉20克，菟丝子10克，核桃仁2个，瘦羊肉500克，羊脊骨1具，粳米100克，葱、姜、花椒、胡椒粉、八角茴香、盐、料酒均适量。

制法：将羊脊骨剁成数节，用清水洗净；羊肉洗净后，焯去血水。将山药、肉苁蓉、菟丝子、核桃仁用纱布袋装好扎口；羊肉切成3厘米厚的条块。将中药、食物、粳米同时放入沙锅中，注入清水适量，大火煮沸，撇去浮沫，再放入诸调料，文火煮至肉烂，最后加胡椒粉、盐即成。

用法：吃肉，喝汤。

功效：温补肾阳。适于肾阳不足、肾阴亏损的阳痿，腰膝酸软无力、尿频、耳鸣的前列腺疾病患者，而且也是老年人冬天的保养药膳。山药，味甘，性平，有健脾和胃、益肺养阴、补肾精之功效。已知山药含有甘露醇、3，4-二羟基乙胺、植酸、尿囊素、胆碱、多巴胺、山药碱及10余种氨基酸等，是北方常用的辅助食物。

● 壮阳狗肉汤

来源：《大众药膳》

原料：制附片15克，菟丝子10克，狗肉250克，盐、味精、姜、葱适量。

制法：将狗肉洗净，放入开水锅内汆透，捞入凉水内洗净血沫，切成3厘米长方块，将肉放入锅内与姜片煸炒，加入料酒，然后将肉与姜一起倒入沙锅内，同时将菟丝子、附片用纱布包好扎紧，与盐、葱一起放入沙锅内，加清水适量，用武火烧沸，文火煨，待肉烂熟后加味精即成。

用法：吃肉，喝汤。

功用：温肾助阳，补益精髓。适用于阳气虚衰、精神不振、夜尿频、腰膝酸软、阳痿早泄者。附片，味辛、甘，大热。有回阳救逆、补火救阳、散寒除湿、通络止痛之效。

7. 利水渗湿食疗方

● 莲米苡仁排骨

来源：《良药佳馐》

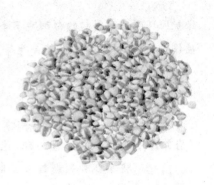

原料：莲米30克，薏苡仁50克，排骨1 500克，冰糖50克，葱、姜、花椒、黄酒、卤汁、香油、味精、盐各适量。

制法：先将莲米、薏苡仁炒香捣碎，水煎取液，猪排骨洗净放药液中，再入姜、葱、花椒一起煮至八成熟，捞出晾凉。将卤汁倒入锅中，加冰糖、盐，在中等火焰上煮成浓汁，烹入黄酒、香油成原汁，倒在排骨上即成。

用法：佐餐。

功效：健脾利湿。前列腺疾病属脾虚湿盛者适用。

● 拌鲜莴苣

来源：《大众药膳》

原料：鲜莴苣250克，料酒、盐、味精、香油适量。

制法：先将莴苣洗净去皮，切成细丝，入盐拌匀，然后去汁，再加调料即成。

用法：佐食。

功效：利水，渗湿，通淋。适用于湿浊内阻、小便淋漓不畅者。

● 薏苡仁粥

来源：《本草纲目》

原料：薏苡仁60克，白糖适量。

制法：薏苡仁加水适量，煮烂成粥后，加入白糖即成。

用法：空腹食之，每天1次。

功效：利水渗湿。适用于慢性前列腺炎但热象不显著，而湿浊内盛、小便不利、滴白等症者。

● 茯苓粳米粥

来源：《家庭食疗手册》

原料：茯苓粉30克，粳米30～60克。茯苓味甘、淡，性平，有利水渗湿、健脾安神之功效。茯苓是我国传统的宫廷保养品，现在北京仍有茯苓饼供应。茯苓含大量茯苓多糖、三萜类化合物茯苓酸等。还有麦角甾醇、组氨酸、胆碱、卵磷脂、脂肪酸、蛋白酶、钾盐等。其水煎剂对动物有明显利尿及增强心脏收缩作用；可增强人体免疫力，而对小鼠肉瘤有显著抑制作用；有一定的镇静、抑菌、保肝、抗胃溃疡的作用。

制法：先将粳米煮成粥，半熟时加入茯苓粉，和匀后煮至米烂。

用法：空腹食用。

功效：健脾利湿、安神定志。对所有前列腺疾病患者均适用。尤以慢性前列腺炎湿盛者效果更佳。

● 冬瓜粥

来源：《粥谱》

原料：鲜冬瓜（带皮）6克，粳米30～60克。冬瓜皮是一种常用中药。味甘、淡，性微寒，有利水、消肿、清热之功效。主要成分为含蜡类及树脂类物质，其药理作用是：口服煎剂，短时间内使尿量增加。

制法：将冬瓜切成小块，同粳米煮成粥。

用法：空腹食用，每天1～2次。

功效：利尿生津。主治小便不利、白浊、口频渴者。

● 茯苓包子

来源：《大众药膳》

原料：茯苓50克，面粉1 000克，鲜猪肉500克，姜、胡椒、香油、料酒、盐、酱油、葱、骨头汤各适量。

制法：将茯苓放入锅中，每次加水约250毫升，共加热提汁3次，每次文火煮1小时，将3次药汁合并滤净。将面粉倒在案板上，加上发面300克，温热茯苓水500毫升，使之成为发酵的面团。再将猪肉剁茸，加调料，搅拌成馅，按常规制成包子，上笼大火蒸15分钟即成。

用法：佐食。

功效：健脾，除湿，利水。适用于小便不利、尿有白浊、身见水肿、食后脘胀等症患者。

8. 固涩食方

● 金樱子粥

来源：《饮食辨录》

原料：金樱子15克，粳米30～60克。

制法：先煎金樱子取浓汁、去渣，入米煮成粥即成。

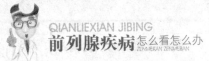
用法：每日空腹食2~3次。

功效：收敛固涩，主治遗精、滑精、夜尿频。金樱子味甘、微酸，性平，有固精缩尿、涩肠止泻之功效。全国的山上、丘陵地带均有野生。其果甚甜，有蜜糖罐之称，其含有枸橼酸、苹果酸、鞣酸、树脂、维生素C、皂苷、糖类。其对实验性动脉粥样硬化有治疗作用，可促进胃液分泌，助消化，使肠黏膜分泌少而收敛止泻，抑制多种细菌及病毒。

● 沙苑团鱼

来源：《家庭药膳》

原料：活甲鱼1只（约700克），沙苑子15克，熟地黄10克，生姜、葱、料酒、精盐、酱油、胡椒粉、味精各适量，肉汤500毫升。

制法：先将甲鱼斩杀，去头，入沸水中余去血水，再开腹去内脏，切成3厘米见方的块，放入锅内用清水煮15分钟，捞出待用。沙苑子、熟地黄洗净，用纱布包好。将甲鱼肉装入蒸缸内，倒入肉汤，将药包及盐、胡椒、料酒、酱油、姜、葱放入蒸笼，大火蒸2小时取出，挑去药包及姜、葱，加味精即成。

用法：佐餐。

功效：滋补肝肾，强腰固精。适用于慢性前列腺炎，有遗精、早泄、小便频数、腰酸而痛的肝肾阴虚症。

● 芡实煮老鸭

来源：《大众药膳》

原料：芡实200克，净老鸭1只（约1 000克），姜、葱、料酒、盐、味精、麻油适量。

制作：先将处理净的鸭放入沸水中余去血水，将芡实洗净放入鸭肚内，用线缝合，放沙锅内，加水、葱、姜、盐适量，大火煮沸，再用小火炖至肉烂，加味精、麻油即成。

用法：吃鸭肉，喝汤。

功效：补脾益肾，固精止遗。主治肾虚遗精、夜尿频、脾虚泄泻、尿浊等。

● 参麦饮

来源：《千金方》

原料：人参10克，麦冬15克，五味子10克。

制法：上述3味药加水400毫升，煮20分钟，取汁100毫升，如此煎取2次，共收药汁200毫升。

用法：每次服10～20毫升，每日3次。

功效：益气生津，敛阴止汗。主治气阴两伤的前列腺疾病，症见多汗口干、体倦气短或自汗不止。

● 芡实粉粥

来源：《本草纲目》

原料：芡实粉30克，核桃肉15克，红枣5～7个（去核），白糖适量。

制法：芡实粉先用凉开水打糊，放入开水中搅拌，再与核桃肉、红枣肉煮成糊粥，加适量白糖即成。

用法：每日1次，连服1周。

功效：滋补脾肾，固涩精气。凡前列腺疾病因脾肾气虚、无固摄之力，导致遗精、滑泄、小便频数、小腹胀、会阴胀者均宜。

● 山茱萸粥

来源：《粥谱》

原料：山茱萸15克，粳米6克，白糖适量。山茱萸在处方习惯上称"山萸肉"。

制法：将山茱萸洗净，与粳米同放入沙锅中煮粥，粥煮好后加白糖即成。

用法：每天分2次服用。

功效：补肾固精，止遗敛汗。主治遗精、遗尿、尿频、虚汗不止、腰膝酸软、头晕耳鸣等阴精不足之症。

9. 清热利湿饮食方

● 赤小豆茅根汤

来源：《补缺肘后方》

原料：赤豆100克，白茅根50克。白茅根是常用中药之一，味甘，性凉，其含甘露醇、葡萄糖、蔗糖、钾盐、少量草酸、柠檬酸、果酸及芦竹素、卵白茅根素等。其煎剂有利尿作用。

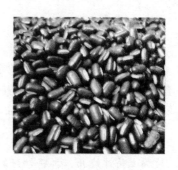

制法：加水适量，将上述两药同煎，文火将豆煮烂后，去茅根即成。

用法：食豆汤。

功效：清热利水，凉血止血。主治小便短数不利，对尿中带血及血尿有止

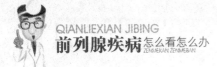

血之效。

● 青荷包三丝

来源：《家庭药膳》

原料：鸡脯肉150克，鸭脯肉75克，绿豆芽250克，鲜荷叶3张，生姜15克，葱10克，味精1克，鸡蛋1个，豆粉10克，精盐3克，菜油500毫升（实耗100毫升），化猪油40克。

制法：将鸡、鸭脯肉、生姜，葱洗净，切成细丝；绿豆芽择去头尾入沸水中烫一下即捞起；荷叶烫软漂凉，切成20张；鸡、鸭丝放姜、葱、盐等调料腌5分钟，再用蛋清、豆粉浆拌好。先取1份豆芽放在荷叶上面，再放1份肉丝包好，共为20包。锅置火上，将油倒入，烧至九成热时，把荷叶包放在漏勺上面，反复淋以热油，大约5分钟即熟。

用法：佐餐。

功效：清热利温，补益气血。适于体虚而湿热未尽的慢性前列腺炎患者食用。

● 车前叶粥

来源：《圣济总录》

原料：鲜车前叶30～60克，葱白1棵，粳米30～60克。车前草味甘，性寒，为可食之草。

制法：有两种供选用。当车前草比较老的时候，可将车前叶与葱白煎煮后去渣，再加粳米煮粥食用；如是初春车前草正嫩时，可将车前草与葱白切碎，加粳米共同煮粥食之。

功效：清热利水。主治热淋、血淋，慢性前列腺炎患者可常服。

● 芩煮肉片

来源：《大众膳谱》

原料：猪里脊肉500克，莴笋1条，黄芩6克，栀子6克，姜、蒜、豆瓣酱、盐、味精适量，素油（即植物油）及香油适量。

制法：先用水1 200毫升煎煮黄芩、栀子（打碎）煮后去渣取汁约1 000毫升备用。锅置火上，放素油少许，油热后，下豆瓣酱、蒜、姜，炒出香味，随后加上药汁烧开，再将切好的肉片、莴笋下入，待肉片熟时起锅，再加盐、味精、香油适量即成。

用法：佐食，吃肉及喝汤。

功效：黄芩在药物学上多说味苦，其实不苦，而且有很好的泻火解毒、凉血的功效。现代研究认为：黄芩含黄芩苷原、黄芩苷、黄芩素、汉黄芩苷、汉黄芩素及黄芩新素Ⅰ，Ⅱ等，还有β-谷甾醇、苯甲酸。黄芩有广泛的抗菌、抗炎、抗过敏等作用，黄芩苷、黄芩素对过敏性炎症渗出有抑制作用，能降低毛细血管的通透性，还有镇痛等作用。栀子性寒，又有泻火解毒、清热利湿、凉血散瘀的作用。适用于所有前列腺病症。

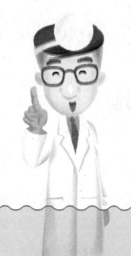

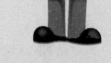

第九章

Chapter 9

前列腺疾病的运动养生疗法

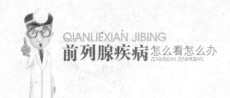

什么是前列腺疾病的运动养生疗法

在古希腊一直有这样三句名言：你想变得健康吗？那你就跑步吧；你想变得聪明吗？那你就跑步吧；你想变得美丽吗？那你就跑步吧。由此来说明机体的运动对健康的重要性。

那么到底什么才是运动养生疗法呢？运动又是如何帮助人体改善体质，治疗疾病的呢？

所谓的运动养生疗法就是通过人体的肢体和器官等部位的主动或被动性运动，在运动的过程中使机体与大自然的阳光、空气、水充分接触，增强机体的免疫功能、细胞的活力，从而达到强身保健，提高人体的健康水平。

运动对身体有益，但并不是所有的运动都对身体有好处，必须是根据自身的健康状况，适量的运动才更有利于健康。那么什么是适量运动呢？

1. 生命与运动的关系

"生命在于运动"是众所周知的一句话。那么生命和运动之间又有怎样的联系呢？

大家都知道运动能增强体质、有益于健康，但是所有的运动都是有益于健康的吗？不是的，只有适宜的运动项目和适合的运动量才能真正地对你的身体起到帮助。那么多少运动量才是适量运动呢？近年来国内外不少保健体育专家特别强调，运动对健康的良好作用，只有在适宜的负荷下才能获取。如果运动负荷过小，达不到强身健体的作用；而运动负荷过大又会伤害身体。因此说适量的运动是运动养生的主要原则。那么对于适量的运动，专家给出了以下建议：

①锻炼频度：每周3～5次。

②锻炼强度：应为本人最大心率的60%～90%，或最大摄氧量的50%～85%。

③每次锻炼持续时间：有氧锻炼15～60分钟，具体时间依强度大小而定。

④运动内容：持续进行大肌肉群参加的有氧运动，如跑步、游泳、体操、跳绳等。

2．前列腺疾病患者运动时要注意的问题

对于锻炼群体，适度的运动负荷只是一个相对适宜的定量区间，不可能有一个明确而具体的、对每个人都适用的方案。就个体而言，一定时期可以找到一个适宜的负荷量。但人的体质并不是一成不变的，因此，适宜负荷只适用于一定时期。

对于前列腺疾病患者来说这点显得尤为重要，他们的身体功能已经遭到破坏，如果能够掌握正确的运动方案，就会有利于病情的缓解，反之则会加重。那么要想科学地掌握运动负荷，就必须真正地做好以下几点。

（1）把握好锻炼强度　对不同年龄的健康者来说，在中等强度范围内选择运动时的心率区间是适宜的。若身体虚弱或患有疾病，则应在小强度范围内选择。强壮或有训练要求者，可在大强度内选择锻炼心率指标。恰当地确定锻炼强度应经过几次试验性练习，依据身体反应，慎重决定，切不可草率行事。患有心血管疾病的人更应如此。

（2）适宜的锻炼时间　锻炼时间长短应视强度大小而定。5分钟以上的练习都可收到一定的效果。如果时间允许，最好练习30～60分钟。时间与强度的配合呈负相关，即时间短，强度可大一些；反之，时间长，则强度小一些。

（3）合理的锻炼频度　锻炼的频度应视锻炼身体后恢复程度而定。一般来说，上次锻炼的疲劳基本消除，即可进行下次锻炼。正常情况下，一日1次或隔日1次的安排是可行的。

（4）避免疲劳运动　运动本来是用来强身健体，缓解病情，改善身体机制的一种有效方法，但是如果运动过量，使疲劳连续积累，就很可能导致其他疾病。所以为了自己的身体健康，应该尽量避免过于疲劳的运动。

散步能祛病

中医认为，闲散和缓的步行、四肢自然而协调的动作，可使全身关节筋骨得到适度的运动；加上轻松的情绪，可使人气血流通、经络畅达、利关节而养筋骨、畅神志而益五脏。

现代研究表明，步行可使全身血液、骨骼、肌肉、韧带都活动起来，继

而使呼吸、循环、消化、泌尿、内分泌、神经系统皆处于活跃状态之中。散步可调节内脏功能的平衡，促进正常的新陈代谢，延缓细胞衰老。散步宜缓不宜急，缓步而行，全身放松，手臂自然摆动，手脚合拍，呼吸和谐，心怡神悦；散步不拘于形式，宜以个人体力而定，速度之快慢、时间之长短，随其自然，不宜强为。应以劳而不倦，见微汗为度。

散步应选择无污染、无毒的场地，不要到阴冷偏僻之地去散步。因为这些地方常有腐秽不洁之物释放出有毒之气，吸入体内会引起中毒，损害健康。只有选择空气清新的地方散步，对人体才有好处。

散步虽好，也需掌握要领。散步前，应使机体自然放松，适当活动肢体，调匀呼吸，然后再从容迈步。散步时背要直、肩要平、精神饱满、抬头挺胸、目视前方、步履轻松，犹如闲庭信步，精神从容和缓，在不知不觉中，起到舒筋活络、行气活血、安神宁心、增强体质、延年益寿之效。

其实散步也是有学问的，我们常用到的有利于身体健康的散步方法有：

1. 普通散步法

用慢速（60～70步／分）或中速（80～90步／分）散步。每次30～60分钟，可用于一般保健。

2. 快速步行法

每小时步行5 000～7 000米，每次锻炼30～60分钟，用于普通中老年人增强心力和减轻体重，最高心率应控制在120次／分以下。

3. 定量步行法

其又称医疗步行。在30°斜坡的路上散步100米，以后逐渐增至在50°斜坡的路上散步2 000米。或沿30°～50°斜坡的路上散步15分钟，接着在平地上散步15分钟。

4. 摆臂散步法

步行时两臂用力向前后摆动，可增进肩部和胸廓的活动，适用于呼吸系统慢性病患者。

5. 摩腹散步法

一边散步，一边按摩腹部，适用于防治消化不良和胃肠道慢性疾病。

6. 小雨中散步法

在雨中散步比在晴天散步更有益。雨水不仅能净化被污染的空气，而且雨前阳光中及细雨初降时产生的大量负离子，还具有安神舒气、降低血压的功能。

在细雨中散步，还有助于消除因阴雨雾气引起的人体郁闷情绪，使人感到轻松愉快。毛毛细雨犹如天然的冰水浴，对颜面、头皮、肌肤进行按摩，令人神清气爽，愁烦俱除。不习惯的患者可选择打伞在雨中漫步。

常打太极拳

太极拳是我国宝贵的民族遗产。它姿势优美、动作柔和、男女老幼皆宜，并且不受时间和季节的限制。既能锻炼身体，又能防治疾病。不仅我国人民喜欢，而且受到世界很多国家人民的欢迎。

练习太极拳时要掌握的练习要领是心要静而且精神要振作，既不要低眉垂目、委靡不振而缺少生气，也不要怒目攒睛、挺胸露齿，最好遵照典型的架势来认真锻炼。但要练得自然平静、活动周身轻快，必须"依规矩，熟规矩，化规矩，不离规矩"，有这种精神才能练得太极拳的精髓。

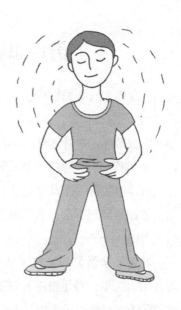

练习太极拳应注意"以心领意，以意导气，以气运身"，做到动作均匀和连绵不断、呼吸自然、手足上下一致、内外一致、虚实分清、动静分明、刚柔相济、各部分器官协调，不仅要有外在的动作，更要有形成动作的意念，这样才能使气运于身，达到祛病健身之效果。

总之，太极拳每个架势都有它的精义，必须悉心揣摩、仔细领会。举手投足，动作不要太笨拙，太笨拙全身易于强硬；要步随身换，姿势必须先求开展、后求紧凑、随时留意、招招用功、式式清楚；动作还要连贯，一气呵成。这样，日积月累，功到自然成。另外，太极拳不仅注重身体的修炼，更注重精神和心理素质的修养以及思维的形象训练。它的动作应轻灵、活泼、矫健，表

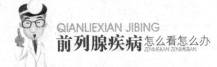
现出气宇轩昂而又安逸恬适。

太极拳的特点是刚柔相济、动中求静、连贯性强；呼吸自然平稳，精神高度集中，形意一致。

练习太极拳可以调节神经功能，舒通气血，调达肝气，增加肺活量。使动静交融、上下相随、内外协调、神形相济、连绵不断、身步自然运转，从而能使体内阴阳相调，相互增长，各脏器、组织协调，不会出现偏盛或偏衰的情况，有益于身心健康。

太极拳的流派很多且各有特色，患者可根据身体状况，任选一种练习。一般以简化太极拳较为合适，每天可练1～2次，每次约20分钟。体力较好者，可练习全套简化太极拳；体力较差者，可分节练习。也可选个别动作反复练习，效果也会很好，如野马分鬃、左右揽雀尾、原地云手、收势等。

男性想健康，先练八段锦

八段锦在我国民间广泛流传，其动作简单易学，而且可以强身健体，令身心舒缓。现代研究已经证实，八段锦这项运动可以改善神经-体液调节功能，加强血液循环，对前列腺炎的治疗非常有帮助。

● 动作一：两手托天理三焦

八段锦的第一个动作是让身体呈自然站立，两足分开，与肩同宽，含胸收腹，放松腰部和脊部。头部放正，目光正视前方，轻闭口齿，宁神调息，然后气沉丹田。

准备姿势做好后，双手从体侧缓缓向上，举至头顶，然后将掌心转到上方，用力托举，双足跟随着双手的托举而有规律地起落。反复六次后，双手转掌心朝下，沿体前缓缓按至小腹，还原姿势。

● 动作二：左右开弓似射雕

从字面上理解，这个动作像射箭一样。做时要自然站立，左脚向左侧迈一步距离，身体下蹲，扎马步，双手握虚拳，放在两髋的外侧，随后从胸前向上画弧，放在与胸前水平的位置。

右手像拉紧弓弦一样，向右拉，直到与右乳相平的高度，与右乳大约有两拳的距离；左手则如拿着弓，左手向左侧伸出，顺势转头向左，视线随左手食指而望向远处。坚持一会儿后，将身体上起，顺势将两手向下画弧收回胸前，并同时收回左腿，还原成自然站立。然后再向相反方向做一次。左右调换练习六次。

● 动作三：调理脾胃臂单举

这个动作可以调理脾胃。自然站立后，将左手缓缓从体侧上举，到头顶位置，然后掌心翻转向上，向左外方举托，举托时要用力，这时右手下按。举托数次后，左手沿体前缓缓放下，放回到体侧。右手动作同左手一样，方向相反。

● 动作四：五劳七伤往后瞧

自然站立后，双脚间距离与肩同宽，双手保持下垂，调匀气息，气沉丹田。做动作时先让头部稍微向左转动，两眼看向左后方。停顿一会儿，然后缓缓转正，再慢慢转向右侧，视线看向右后方，稍停顿，然后转正。可反复做六次。

● 动作五：摇头摆尾去心火

扎"马步"，上体保持直立向下，向前倾，两目保持平视，将双手反按在膝盖上，双肘向外撑。以腰为轴线，保持头脊端正，躯干画弧摇转到左前方，调整双臂，左臂弯曲，右臂绷直，肘臂外撑，头与左膝在同一直线上，臀部向右下方撑劲；停顿片刻之后，随即向相反方向，躯干画弧摇至右前方。共做六次。

● 动作六：两手攀足固肾腰

这个动作有益于前列腺疾病患者的肾脏和腰部。

练习时，自然站立，全身放松，两足平开，距离与肩同宽。同时举起两臂，自体侧缓缓抬起至头顶上方转掌心朝上，向上做托举。稍停顿，两腿绷直，以腰为轴，身体前俯，双手顺势攀足。稍作停顿，将身体缓缓直起，双手右势起于头顶之上，两臂伸直，掌心向前，再自身体两侧缓缓下落于体侧。

● 动作七：怒目攒拳增气力

首先做"马步下蹲"动作。双手握实拳，向前方击出左拳，头可顺势稍向左转，两眼随左拳凝视远方，出左拳的时候右拳同时向后拉。与左拳出击形成一种反向力。然后，收回左拳，换右拳出击，动作要点同出击左拳一样。反复做六次。

● 动作八：背后七颠百病消

这是八段锦最后一个动作。两足并拢，两腿直立，身体自然放松，手臂自

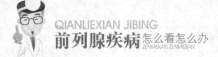
然下垂，五指并拢，掌心向下，掌指向前。双手平掌向下按，同时顺势将两脚跟向上提起，坚持1分钟左右的时间，两脚跟着地。反复练习六次。

慢跑锻炼全身

慢跑是一项简便而实用的运动项目，有利于提高身体代谢功能和增强机体免疫力，促进胃肠道蠕动，增强消化功能，调整大脑皮质的兴奋与抑制过程。因此适合于前列腺疾病患者锻炼。

慢跑无须任何体育设施，也不要特殊技术的指导。只要有平整的道路、清新的空气、合适的鞋子，就可以参加慢跑。

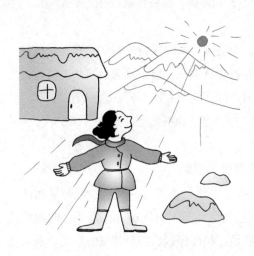

慢跑前做3～5分钟准备活动，如伸展肢体、弯腰踢腿等。速度掌握在每分钟100～200米为宜，每次慢跑时间为10分钟。正确姿势为两手微握拳，两臂自然摆动，腿不宜抬得过高，身体重心要稳，步伐均匀有节奏，用前脚掌着地，而不能用脚跟着地。边跑边用鼻吸气、口呼气，呼吸要均匀。跑步时上身略向前倾，躯干自然挺直，全身平衡，全身呈上下弹跳姿势，力求自然舒畅。

慢跑结束后要缓行或原地踏步片刻，全身放松，深呼吸几次。慢跑每天1次或隔日1次均可，每次30～40分钟，可在清晨或晚间进行。慢跑作为一种老幼皆宜的运动项目，日益成为人们健身防病的手段之一。

那么慢跑对人体都有哪些好处呢？

1. 锻炼心肌，保护心脏

坚持跑步可以增加机体的摄氧量、增强心肌收缩力、增加冠状动脉血流量、防止冠状动脉硬化。

2. 活血化瘀，改善循环

跑步时下肢大肌群交替收缩放松，有力地驱使静脉血回流，可以减少下肢静脉和盆腔瘀血，预防静脉内血栓形成。大运动量的跑步锻炼，还能提高血液纤维蛋白溶解酶的活性，防止血栓形成。

3. 促进代谢，控制体重

控制体重是保持健康的一条重要原则。因为跑步能促进新陈代谢、消耗大量血糖、减少脂肪存积，故坚持跑步是治疗糖尿病和肥胖症的一个有效"药方"。

4. 改善脂质代谢，预防动脉硬化

血胆固醇过高者经跑步锻炼后，血脂可下降，从而有助于防止血管硬化和冠心病。

5. 增强体质，延年益寿

生命在于运动，人越是锻炼，身体对外界的适应能力就越强。

跑步健身法

健身跑步也是人们最常用的一种锻炼方法，在进行该项锻炼时最应该注意的就是严格掌握运动量。

决定运动量的因素有距离、速度、间歇时间、每天练习次数、每周练习天数等。开始练习跑步的体弱者，可以进行短距离慢跑，从50米开始，逐渐增至100米、150米、200米。速度一般为每100米30～40秒。

1. 跑步健身的正确方法

跑步健身法虽然是很有效的一种锻炼方式，但也要掌握正确的运动方法：

（1）慢速长跑　这是一种典型的健身跑，距离从1 000米开始。适应后，每周或每两周增加1 000米，一般可增至3 000～6 000米。速度可掌握在6～8分钟跑1 000米。

（2）跑行锻炼　跑30秒，步行60秒，以减轻心脏负担，这样反复跑行20～30次，总时间30～45分钟。这种跑行锻炼适用于心肺功能较差者。

（3）跑的次数　短距离慢跑和跑行练习可每天1次或隔天1次；年龄稍大的

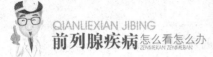
患者可每隔2～3天跑1次，每次20～30分钟。跑的脚步最好能配合自己的呼吸，可向前跑两三步吸气，再跑两三步后呼气。跑步时，两臂以前后稍向外摆动比较舒适，上半身稍向前倾，尽量放松全身肌肉，一般以脚尖着地为好。

2. 跑步健身的注意事项

（1）掌握跑步的适应证和禁忌证　健康的中老年人为预防冠心病、高血压、高脂血症、控制体重，轻度糖尿病患者、体力中等或较弱者，为增强体质，提高心肺功能，都可进行跑步锻炼。严重糖尿病、伴随心血管并发症的患者不宜跑步。

（2）跑步应避免在饭后马上进行，也应避免在非常冷、热、潮湿及大风的天气下进行。

（3）跑步锻炼要循序渐进。从短距离慢速度开始，做到量力而跑，跑有余力，不要弄得过分疲劳或使心脏负担过重。

（4）跑步最好在早晨进行，可先做操然后再跑步，临睡前一般不宜跑步。

骑自行车锻炼宜与忌

骑车与久坐的道理一样，可造成会阴及前列腺局部的充血以及血液循环障碍，长期则造成慢性前列腺炎的发生。并且骑车较久坐更易压迫会阴及前列腺部，尤其是长途骑车更是如此，会出现会阴部麻木不适、会阴疼痛、排尿时尿道痛、排尿困难、腰部酸痛等症状，这也是我国男性慢性前列腺炎发生的主要原因之一。

在生活和工作中如果遇到了这一问题，一定要提高注意，尤其是那些前列腺疾病患者更应注意。一般持续骑车时间应在30分钟以内，若路途较长，应在骑车途中适当下车活动一下，休息后再走；也可以适当调整车座的高度，前部不宜太高；还可以在车座上加海绵垫，使车座柔软舒适，这样对减少前列腺充血、避免慢性前列腺炎的发生或加重也有帮助。

水中锻炼的奥妙

游泳运动是一项对全身都有帮助的运动项目，它可以调动起所有的肌肉和内脏器官。对运动量与运动强度也没有过多的要求，可大可小，参与者可

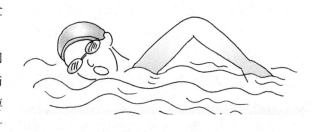

以自己控制游泳的速度，快慢皆可。

对于前列腺炎患者来说，游泳可以说是一种在水中进行的体操，它可以锻炼患者的血管，进行慢速游泳时可以放松全身的肌肉。

但是，应该注意的是当前列腺炎的症状比较明显或者病情严重时是不可以进行游泳的。平时游泳也要注意控制运动量、运动强度和时间，忌过快和过猛。在下水前，先要做好准备活动，防止不能突然适应水中的环境，进而引起头晕、恶心等不适症状，甚至发生抽筋或拉伤肌肉的情况。游泳时间要适宜，一般在水中停留时间以30～60分钟为宜。

另外，空腹和饭后都不适合进行游泳。空腹时，人体的血糖较低，会引起头晕、四肢乏力。饭后游泳，因为血液会流向四肢，减少了消化道的血液量，会影响食物的消化和吸收。剧烈运动和过量饮酒之后都不宜游泳。

巧练提肾功

提肾功对于前列腺患者恢复机体功能非常有帮助，它有助于提高肾脏的活动功能，但提肾功的练习也要掌握一定的活动要领。

1. 端坐凳上，双足踏地

足间距离与肩同宽，双手放大腿上，掌心向上、向下均可，坐时注意不坐凳子中间，应坐凳子边，练习数天之后或熟练之后即可不用坐凳子，随时随地可练。

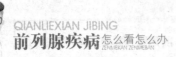
练时集中思想于下部（即会阴部、阴囊与肛门连线的中点），随着呼吸，下部会阴一提一放，一紧一松，即使暗劲往上提缩，如忍大便状。呼吸宜采取腹式顺呼吸法，即呼气时，腹部凹进，同时略用些力，将下部会阴上提，即一紧；吸气时，将上部随着腹部凸出而下放，即一松。如此，随着呼吸一紧一松，反复进行，每日可练2～3次，每次只宜提缩十几次，不宜太多。

2. 揉搓会阴穴

仰卧屈膝取穴（即会阴穴），两手掌搓热后，用食指轻轻按揉会阴穴20次。

3. 肾脏按摩

先把两手掌搓热，置于腰背部相当于两肾的位置，上下摩擦36次。此种腰部按摩，能补肾益精。

4. 按揉丹田

仰卧，两手重叠（左手在下）在下丹田，左右旋转各30次。自然呼吸，用力不可过猛。

5. 摩擦涌泉穴

也称搓脚心，两手搓热，然后以右手掌搓左脚心，再以左手掌搓右脚心，各50次。

收腹提肛保健操

患者随自己的呼吸做肛门的收缩松弛练习，吸气时收小腹缩肛门，呼气时放松，连续做100次左右。上、下午各做1次。以坐位和卧位练习为好，长年坚持，不但可以防治前列腺疾病，还有防治痔疮的作用。

有些慢性前列腺炎患者排尿困难，是因尿道括约肌紧张引起的。坚持上述锻炼，再辅以心理治疗，可以克服紧张不适的情绪，收到较好的治疗效果。

气功健身又祛病

气功疗法可用于治疗急性前列腺炎，而且部分患者反映效果相当好。气功作为祖国传统文化中的一朵奇葩，它能通过不同的功法调息、调心、调身，最终达到强身健体、防病治病的目的。

对于前列腺疾病患者来说，局部症状较为突出，因此在进行气功疗法治疗时，就必须对症选择功法练习。常用的有提肛吐纳功、返回强壮功、点穴按摩功、提肾功等。

下面以提肾功为例进行详细介绍：

（1）端坐于50～60厘米高的凳子上，双脚踏地；脚同肩宽，双手自然放在大腿上，掌心向上向下均可，坐时注意不要过于挤压前列腺会阴部。

（2）集中意念于会阴部，随着呼吸，会阴部一提一松，一紧一放，以消除前列腺炎性充血，改善前列腺的供血、供氧及代谢。

（3）调匀呼吸，气沉丹田。要用腹式呼吸，吸气时将会阴部下放，呼气时用力将会阴部提升，练熟后即可随心所欲，随呼吸自如提放会阴部。一般每日1次，每日练功3～5次。也可经常练习或隔日练习，以感到舒适为度。

尿频就练康复功

前列腺增生是老年男性的常见病，患者出现尿频（特别是夜尿多）、尿急、尿细、尿无力、尿潴留等症状，给生活带来诸多不便。而此疗法只要能长期坚持，早晚各练1次，对缓解症状会有较好的疗效。

*姿势：*以站式为主，方向不拘，两脚与肩同宽，膝盖微微弯曲，松腰塌胯，沉肩垂肘，虚腋疏指，下巴回收，目光平视前方后逐渐收回，两眼微闭，面含微笑，使身心获得完全的放松。

*预备：*先做意念牵引，即意念与轻微的动作相配合，使第5腰椎、第12胸椎、第7颈椎逐一拉开，向上挺拔，百会上顶，头如悬梁，尾椎下坠，然后放松。如此反复做3遍，呼吸自然。

功法：

（1）全身抖动　两腿分开略宽于肩。做一次深长的呼吸后，以两膝及臀部为着力点，全身做轻松自如状而快速地上下抖动5分钟。手臂、手腕、手掌、阴部、全身肌肉、五脏六腑等也随之起伏抖动。抖动时由慢逐渐加快。即将结束时，又要逐渐放慢，使下半身有温热感。抖动完后再做一次深长的呼吸。有活血化瘀、疏经活络之功效。

（2）**松静站立** 两脚与肩同宽，两手重叠（左手在内，右手在外）置于丹田。周身放松，两眼微闭，呼吸自然。意守会阴穴3分钟，意念产生温热感。

（3）**强肾呼吸** 接上式，做逆腹式呼吸。吸气时，缓缓向内收小腹、提缩肛门，臀部及大腿肌肉也随之绷紧。慢慢体会将气吸至会阴穴，然后呼气，逐一放松还原，共呼吸18次。熟练后，可适当增加次数。

（4）**腰背按摩**

①按摩一：将两手背于身后，用虎口处自肩胛骨下方，沿脊柱两侧膀胱经至臀部中央，上下往返略用力推摩36下，以发热为度。

②按摩二：用两手虎口处，以肾俞穴为中心，上下往返推摩腰部36下，以发热为度。

③按摩三：左手掌自尾骶沿脊柱向上按摩至胸椎中部，右手同时自胸椎中部沿脊柱向下按摩至尾骶，两手相遇时，上方手掌从下方手掌内穿过。共按摩36下，以发热为度。

④按摩四：两手掌相并，置于八髎穴，略用力快速推摩36下。以发热、发烫为度。但要注意勿损伤皮肤。

（5）**臀部按摩**

①按摩一：左右手掌分别同时用力，由外向内按摩左右侧臀部36下，以发热为度。

②按摩二：左右手掌分别由尾骶至会阴部各按摩18下。

③按摩三：用两手中指分别揉按会阴部各36下，以有酸胀感为佳。

（6）**臀部捏颤**

①捏颤一：先将身体重心移至右腿，左脚尖触地，左腿放松，用左手由左臀部

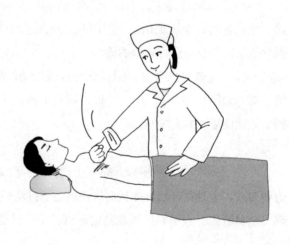

下方至上方逐一用力提捏36下；再将身体重心移至左腿，右脚尖触地，右腿放松，用同样方法用力提捏右臀部36下，以有酸胀感为佳。

②捏颤二：先将身体重心移至右腿，左脚尖触地，左腿放松，用左手四指指腹扶着左侧臀部下方，用手腕及手指颤动之力带动臀部肌肉做上下快速颤动81次；然后，用同样方法，换右侧臀部，做快速颤动81次，使会阴部有明显的振动感。

以上手法，可活血化瘀，有利于气血运行，缓解前列腺充血。

（7）下身敲打

①敲打一：两手握空拳，自神阙穴交替敲打至耻骨共8下；然后两手空拳自尾闾穴交替敲打至命门穴共8下。以上操作为一遍，共敲打8遍，使下身有振动感。

②敲打二：两手握空拳，同时以拳眼处略用力敲打臀部两侧中央环跳穴36下，使下身有振动感。

③敲打三：两手握空拳，交替以拳眼处略用力敲打长强穴36下。敲打时，腰部要随之左右转动，即用左手敲打时，腰部略向左旋转；用右手敲打时，腰部略向右旋转，以免损伤腰部。敲打速度要慢一些，并使肛门及会阴部有振动感及明显的收缩感。

④敲打四：两手握空拳，左手敲打耻骨的同时右手敲打尾闾，然后换右手敲打耻骨，左手敲打尾闾穴，反复敲打36下。

⑤敲打五：两手握空拳，同时在两侧腹股沟自上至下反复敲打36下。

（8）收功 练完1～7节后即可收功，收功时按预备式站立，两手重叠置于丹田（左手在内，右手在外），静养片刻，意念："我收功了。"

运动保健要注意

运动虽然有利于强身健体，但对于运动中的一些小问题也不得不引起我们注意：

（1）保持良好的心理状态，注意调整情绪，使肝脏疏泄功能正常，以利小便通畅。

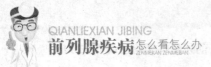
（2）树立长期坚持练功、治愈疾病的信念。

（3）除早晚练1～7节外，其他时间可自由选练。

（4）戒烟少酒（不宜饮烈性酒）、饮食清淡、忌食辛辣厚味及油腻、注意个人卫生，保持大便通畅。

（5）勿久坐，不宜长时间骑自行车，以免引起前列腺充血。

（6）练功后饮水一杯，平时宜多喝水，任何时候均不要憋尿。

（7）夏季睡眠时，下身勿贪凉、受风，也不宜坐在阴冷潮湿之处。

运动养生要适度

任何事情都要讲究一个"度"，运动更是如此。适度的运动有益于人体健康，而超过了这个度，则是过犹不及，在竞技体育中的许多猝死案例足以说明这一点。那么如何掌握这个度呢？在实际运动中，可通过控制运动时间和运动强度来掌握。一般运动时间可限定在半小时到1小时内，或根据个人的具体情况来定。

对于运动来说，自身的身体素质不同，当然所谓的强度也是不同的。具体的运动原则可根据以下两种方法来自行测定和控制。

自觉用力评分法：凡是运动，随着活动强度的加大，人的感觉会从"很轻松"和"比较轻松"到"有点累"和"比较累"，进而达到"很累"。运动中感到"有点累"的强度实际上已经达到了有氧运动强度的要求，这在科学上称为自觉用力评分法，也是人人都可以掌握的一种锻炼方法。

谈话试验法：在运动时如果上气不接下气，说明你的运动强度过大。在运动时必须感到"有点累"，同时，又能够和身旁的同伴讲几句话，说明运动强度适宜。

运动疗法因人而异

运动疗法也是因人而异的。每个人的性别、年龄、职业、胖瘦、高矮、病情等情况都是不同的，因而要根据个体情况选择适宜的运动疗法。

相对来说，年轻的、身体较壮的、病情较轻的可选择运动量大的锻炼项目，如长跑、球类等；年老的、身体较虚弱的、病情较重的宜选择动作缓慢柔和、肌肉协调放松、全身能得到活动的运动，如步行、太极拳、慢跑等。

每个人工作性质不同，所选择的运动项目亦应有别，如售货员、理发员、厨师要长时间站立，易发生下肢静脉曲张，在运动时不要多跑多跳，应仰卧抬腿；经常伏案工作者，要选择一些扩胸、伸腰、仰头、远望的运动项目。

总之，因人而异是运动疗法的基本原则之一。

运动也要因时而异

许多运动只要方便是随时都可以进行的。但运动时间不同，往往对身体产生的影响也不尽相同。

一个健康的成年人每分钟呼吸16～20次，一天吸入空气约十多立方米。而运动时，由于代谢的需要，吸入的空气往往是正常状态下的2～3倍。所以锻炼时环境与时间的选择显得尤为重要。为使运动达到最佳效果，有必要研究一下最佳的运动时间，尤其是户外运动。通常居住在城市里的人们认为早晨的空气经过一夜的沉淀而洁净清新，故在这时运动对人体最好，其实不然。气象专家告诉我们，在一般情况下空气污染每天有两个高峰期，一个为日出前，一个为傍晚。特别是冬季，由于冷高压的影响污染更为严重，有害气体要高出正常情况下的2～3倍。

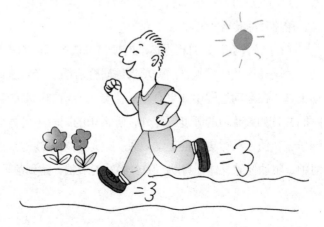

在冬季，清晨寒冷的空气对刚从温暖的家中走出来的老年人尤为不利，冷空气突然的刺激会使

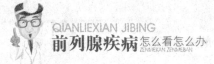
人体血管急剧收缩，从而易于导致各种心脑血管疾病的急性发作，危及生命。故早晨运动并不是明智的选择。研究表明，每天的8：00～12：00和14：00～17：00，是人体肌肉收缩速度、力量及耐力等功能处于相对最佳状态的时间段，此时人的感觉最灵敏，协调能力、体力的发挥和身体的适应能力最强，并且这时心率及血压最平稳，因而这时锻炼对身体健康更有利。最佳的运动时间最好选择在8：00～12：00和14：00～17：00这两个时间段之内。另外，还要根据个人具体的病情来选择具体的时间，如消化系统疾病要避开饭前时间，失眠选择黄昏前的时间运动等。

运动贵在坚持不懈

运动疗法不是一朝一夕的事情，贵在有恒心，坚持不懈。

（1）每天的运动时间可以灵活掌握，不要刻意固定时间，但一定要有恒心，坚持不懈。

（2）运动时要选择氧气充足、空气清新的地方。

（3）运动前一定要热身，活动活动四肢，再逐渐进入到运动状态。

（4）由于运动中出汗会大量消耗体内液体，从而使力量、速度、耐力及心脏的输出能力都有所减弱，故在运动前1～2小时、运动中及运动后都要饮用适量的水，不要到口渴时才喝水。

（5）进行户外运动时，尤其要注意气候的变化，随身携带衣物，及时增减，避免受凉感冒。

（6）条件允许，可根据运动的项目来选择合适的背景音乐来陪伴你进行运动。美国马里兰州立大学的一项课题研究表明，音乐是运动过程中最有力的驱动工具，在运动过程中如果有音乐伴奏，会增加运动的频度，延长每次运动的时间并且加大练习的强度。此外，听音乐的同时还可体会运动过程中自我陶醉的乐趣，使人获得更好的运动效果。这是因为美妙的旋律会一直萦绕在你的脑海中，驱动你的身体在舞动，随着美妙的节拍，达到最理想的效果。

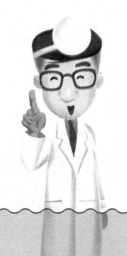

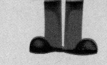

第十章

Chapter 10

前列腺疾病的心理治疗

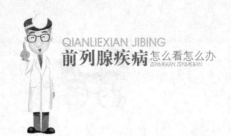

什么是前列腺疾病的心理疗法

采用一定的心理疗法能够让患者的心理状态得到改变，同时也会随着他们的心理状态的改变而相应地改变生理状态，促进疾病的好转。

常用心理疗法的种类根据心理学理论，有以下几种。

1. 认知疗法

即以纠正和改变患者适应不良性认知为重点的一类心理治疗的总称。心理源性疾病往往来自于患者对事物不正确的观念和认识，它以改变不良认知为主要目标，继而也产生患者情感及行为的变化，以促进心理障碍的好转。

2. 疏导疗法

通过一定的语言沟通或采用其他形式将患者心中解不开的结打开，将不良情绪疏导出去，这就是疏导疗法，可用于各种心理问题的处理。

3. 暗示疗法

一个愿望、一种观念、一种情感、一个判断或一个态度在一个人的心中出现并起作用时，如果没有遇到任何相反的观念、相反的动机和相反的评价，就叫暗示。暗示性是人心理活动的基本特征之一，但有个体差异。暗示疗法可有外界暗示和自我暗示两种形式。

4. 放松疗法

又称松弛疗法或放松训练，它是一种通过训练有意识地控制自身的心理生理活动、降低唤醒水平、改变机体紊乱功能的心理治疗方法。实践表明，心理生理的放松，均有利于身心健康，起到治病的作用。就像我国的导引、印度的瑜伽、德国的自生训练、美国的渐进松弛训练、超然沉思等方法，都是以放松为主要目的的自我控制训练。放松疗法是对抗焦虑情绪的一种常用方法。

前列腺疾病患者应该怎样调整自己的心态

　　人类的心理因素和生理因素是互相影响的，两者不仅能够互相促进，也可以互相破坏。每个人都想拥有健康的身体，快快乐乐地生活。而心情愉快，心境平和不仅能够让你拥有快乐的生活，也可以改善你的体质，还你一个健康的体魄。

　　那么怎样才能保证自己心境平和呢？其实最主要的就是要懂得自我调整，放松自己的心情，缓解压力。随着现代生活节奏的不断加快，很容易就会让人精神紧张，而疾病也就是乘此机会悄悄向你逼近了。

　　作为男人来说，往往面临的压力会更大，而且从不敢轻易放松，这样的情况往往会让各种疾病乘虚而入。前列腺疾病就是其中的一种，它是男性常见的病症，除一部分急性前列腺疾病患者可以较快治愈外，多数慢性前列腺疾病患者常常因羞于就医，或治疗措施不当，导致急性转为慢性，反复发作，迁延难愈，使症状持续存在，并且变化多端。

　　该病对患者的精神和肉体有许多方面的影响。慢性前列腺炎的一些主要症状，如持续的腰骶部、小腹部、会阴部的疼痛不适，尿道灼热或尿道口有黏性分泌液，或终末尿或初尿有白色混浊物等，这些现象通常会使患者精神紧张，患者往往把流出的浊物当做精液，十分畏惧。这种长期存在的慢性钝痛和不适症状，又常常使患者焦虑不安，心情抑郁。反过来，精神紧张又可导致上述症状加重，进一步发展，就会出现失眠多梦、精神委靡、工作时注意力不集中等症状；一部分人还会出现性欲低下、阳痿、早泄等症状，久之夫妻感情不和。未婚患者因害怕婚后性功能不良或导致不育，而一再推迟婚期，或因此不敢与女性接触而长期独身。另外，还有一部分人因害怕炎症长期存在最终会转为恶性肿瘤而长期

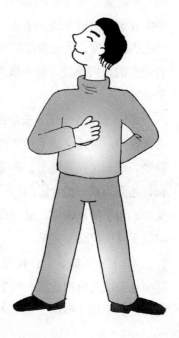

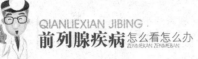

处于极度恐慌的状态。

由于这些思想顾虑的存在，患者到处求医，长期应用各种中西药物，但大多得不到理想的疗效，反之又认为病情严重，身心负担更为加重，两者互为因果，形成恶性循环，患者也极端痛苦，常处于悲观失望之中，严重影响了工作、学习和日常生活，这就是前列腺疾病患者常见的不良心理因素。

患者之所以心理负担过重，最主要的原因是他们对前列腺疾病没有客观、全面的认识，而且经常受到个别医疗广告的误导。解决这一问题的最有效的途径就是了解有关前列腺疾病的医学知识，并学会移情易性，将注意力放在一些有价值、有意义的事情上，久之便会精神好转，心情放松，疾病也会去之大半。

一动不如一静

静坐是现在流行并且简单的放松心情的方法。早期的瑜伽行者和禅师，都曾经研究并发现静坐的生理效应，而这些研究成果，也在现代学者的研究中得到了印证。已经有研究指出，静坐会使呼吸次数减少，心跳减慢，增加脑电波中的 α 波，并降低肌肉紧张的程度。心理和生理是分不开的，静坐可以增加自己的内控程度，促进自我实现，改进睡眠状况，而且在面对压力的时候，也会有更多的正向感受。静坐既然能带来这么多的好处，那么具体应该掌握哪些要领呢？

（1）要找个舒适、安静的地方，尽量排除外界的干扰。当然这是对于初学者来说的，这样有益于初学者很快进入状态。一旦熟练以后，任何地方都可以静坐，例如，在飞机上、咖啡厅、公园里，甚至在公共汽车上。对于初学者来说，还必须找一把合适的椅子，因为静坐和睡觉不同，它们会产生不同的生理反应，为了防止睡觉，最好找一把直背的椅子，它可以帮助你把腰挺直，并且可以支撑住背部和头部。

（2）坐在椅子上，让臀部靠着椅背，双脚略微伸直，双手放在膝盖上，尽量让自己的肌肉放松。若坐得地方足够大，也可选择盘腿姿势，类似坐禅的样子。然后闭上双眼，吸气时心中默念着"1"，吐气时则默念着"2"。不要故意去控制或改变呼吸频率，要很规律地吸气、吐气，如此持续20分钟。静坐时，头不要垂下来，要轻松地挺直脖子或者靠在长背的椅背上，因为垂头会使头部和肩膀的肌肉不能得到有效放松。如何知道20分钟是否到了呢？你可以看看手表，若时间还没有到，则继续，若时间到了，则停止。在整个静坐过程中，看一两次时间是不会影响静坐效果的。

以后静坐次数多了，自然会产生20分钟的生物钟。千万不要用闹钟，因为静坐是让你处于很低的新陈代谢状态，闹钟声音的刺激太大。最好也把电话调至静音或关机，不要让突然的电话声干扰你。

（3）当你静坐完毕后，要让你的身体慢慢恢复到正常的状态。即先慢慢地睁开你的眼睛，看房间中的某个固定点，再慢慢地看其他的地方。然后做几次深呼吸，伸伸腰，站起来，再伸个腰。不要匆忙地站起来，否则可能会觉得疲倦，或有不放松的感觉。而且在你的血压和心跳都很慢的情况下突然站起来可能会产生眩晕的现象，因此，切记要慢慢地使身体恢复原状。

通常在静坐过程中不会有什么问题出现，但若感到不舒服或头晕眼花，或者有幻觉的干扰，只要睁开双眼，停止静坐就可以了。不过，这些情况是很少发生的。有时你会想到很多杂事，纷纷扰扰的各种大事小事都会往脑子里钻，甚至忘却很久的东西也会突然来访，使你无法长久专心注意呼吸，这种现象是非常常见的。当你知道自己分心时，再恢复到吸气时默念着"1"，呼气时默念着"2"的状态就可以了。

有时候脑子里太多等待你去做的事情，会让你急着想要赶快结束这20分钟的静坐，这种心理显然会影响静坐效果。想一想，这些问题并不会跑掉，等你静坐完毕再去解决又有何不可呢？浮生难得半日闲，好好享受这片刻的轻松感觉吧！或许，在你静坐完，再去面对这些问题时，会觉得压力感减轻了许多。

每天最好静坐2次，每次20分钟，最好是在起床后以及晚餐前各做一次。静坐可以降低新陈代谢，所以静坐以前应该避免饮用一些刺激性物质的饮料，如茶、可乐等。另外，静坐也不要在吃饭后静坐。因为在吃完东西之后，会有很多血液流往胃部，而静坐时血液能在全身流动，遍布手足四肢。所以饭后静坐血液循环达不到放松的效果。

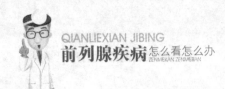
鱼儿上钩，健康也上钩

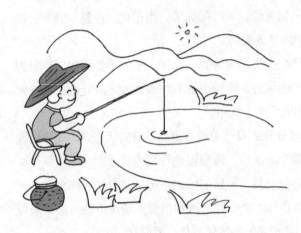

垂钓对健身养生很有益处，许多长寿老年人都有垂钓的习惯，我国历史上就出现过许多以垂钓健身的著名人物，如姜子牙、严子陵等。垂钓能使人身体健康，耳聪目明，思维敏捷，精力充沛。

垂钓还是一种心理疗法，当一条活蹦乱跳的鱼儿被钓上来后，会使人欣喜万分，心中的快乐难以言表。鱼儿进篓，又装饵抛钩，寄托新的希望。因此，每提一次竿，无论有没有钓到鱼，都是一次快乐的享受。此种乐趣冲淡了人们精神上的忧虑，患者处于这种精神状态中，必然有利于疾病的康复。另外，由于垂钓的环境一般都是比较幽静的水边，鸟语花香，青山绿水，垂钓者会有一种神清气爽、脑清目明的感觉。在大自然中，吸入清新的空气，可以改善人体心肺功能，对治疗前列腺疾病有很大的益处。

多听音乐心情好

古希腊著名的数学家、天文学家毕达哥拉斯说："把各种音调融合在一起，能使各种莫名其妙的妒忌、冲动等转化为美德。"另一位古希腊哲学家柏拉图说："如果教育适当，节奏与和声比什么都深入人心，比什么都扣人心弦。"大家知道，当我们用耳朵感受音乐旋律时，我们的精神世界就会起变化。大量心理临床研究也表明，音乐有益于人的心理卫生。

美国一位医学家曾统计了35名美国已故著名音乐指挥家的年龄，他们的平均寿命大大高出美国男性的平均寿命。据德国、意大利等国家的调查，经常听音乐的人比不听音乐的人寿命通常要长5～10年。甚至有的专家经过研究指出，舒伯特的音乐能助失眠者入睡，巴赫的音乐可减轻消化不良，莫扎特的音乐能减轻风湿性关节炎的疼痛感。也有人说，莫扎特的音乐可以起到消除疲劳、重振精神的作用。总之，音乐能够减轻疾病症状，改善患者生存状态，促进机体恢复健康。

因为音乐主要作用于人的右脑，因此可调动开发人右脑强大的却潜藏的功能，经常聆听优美的音乐，可使人变得聪敏智慧，大大提高人的创造性思维能力，使人有意想不到的收获。选择适合自己的音乐，即使人们对音乐不甚了解，但优美的旋律很自然地就能让人陶醉，就像美丽的景色或形象，能很自然地被人们所喜爱一样，这是人类美学认识上的共性表现。所以一般来说，播放一些优美的音乐不仅对前列腺炎患者的健康有好处，而且对健康人也有良好作用。但是问题并不是这么简单，对于每一位接受音乐保健的人来说，都有着千差万别的情况，这就是中医所说的"因人制宜"。

音乐的曲调、节奏、旋律、音量不同，对人体会产生不同程度的兴奋、镇静、止痛和降压等作用。音乐的音量要适宜，一般为20～30分贝，不要超过60分贝，不宜长时间用单一乐曲，避免久听生厌。可按病情选择，每日听2～3次，每次半小时至1小时。一般的音乐节奏约等于人类心跳的速率，节拍太快或太慢，都不适合，因为节奏太快会让人紧张，而节奏太慢又让人产生悬疑感。因此，音乐必须经过严格的选择。

音乐疗法的机制之一就是音乐可以改变人类的情绪和行为，音乐所引起的情绪随曲调、节奏、旋律、布局、谐声及音色等因素而异。每个乐调都可表现一种特殊情绪，不同曲调、节奏、旋律、和声引起的生理效应是不同的。国外学者研究发现，快速和愉快的乐曲可以使肌肉增加力量；音调和谐，节奏徐缓的乐曲可以使呼吸平稳；音乐优美的歌曲或悦耳动听的器乐曲可以调节自主神经，使大脑得到休息，帮助人们解除疲劳。

1. 如何正确选择不同的曲目来进行音乐保健

（1）要选择符合自己性情的音乐，并注意"平衡性"。就像食物中蔬菜、鱼肉、水果、豆制品等营养成分要合理搭配一样，即音乐的"阴与阳"、"静与动"、"强与弱"等。

（2）还要根据患者自己的具体情况而定。例如因病痛导致精神状态不佳、

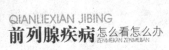
情绪低落的时候，应该选择明快的乐曲来听。当然，不宜选择差距明显较大的音乐，而应先选择较为中性或接近中性的音乐来听，以防产生较大反差，影响治疗。

（3）也要根据患者的文化修养水平，对音乐的欣赏能力和爱好来选择适当的曲目。

2. 乐曲选择也有学问

（1）低音厚实深沉，内容丰富；中、高音的音色有透明感，像阳光透射过窗户一样，具有感染力。

（2）音乐中的三要素即响度、音频、音色三个方面要有和谐感。即选择的乐曲要与自身的状态保持平衡性，使音乐的"阴与阳"、"静与动"、"强与弱"平衡。

（3）中医的音乐保健法是根据宫、商、角、徵、羽五种调式的特性与五脏、五行相配属的关系来选择曲目，进行治疗。如宫调式乐曲，风格悠扬沉静，醇厚庄重，如"土"般宽厚结实，可入脾；商调式乐曲，风格高亢悲壮，铿锵雄伟，具有"金"之特性，可入肺；角调式乐曲构成了大地回春、万物萌生、生机盎然的旋律，曲调亲切爽朗，具有"木"之特性，可入肝；徵调式乐曲，旋律热烈、欢快、活泼、轻松，构成层次分明、情绪欢畅的感染气氛，具有"火"之特性，可入心；羽调式音乐，风格清纯，凄切哀怨，苍凉柔润，如天垂幕帘，行云流水，具有"水"之特性，可入肾。

不同类型的前列腺患者，在中医辨证的前提下，可选用适合自己体质的曲子，运用五行配属的生克关系来选择。例如，肝火旺盛的患者可选择听商调式乐曲，因为商调属"金"，肝属"木"，金能克过旺之木。气血亏虚的患者可选择听宫调式乐曲，因为宫调属"土"，而脾属"土"，脾土是气血化生之源，同气相求，以助生气血。

（4）患者的性格各不相同病情也有轻有重，即使是同一个人，在不同的地点、不同的时间也会有不同的情绪。这就决定了音乐疗法的不确定性。

如果患者心情浮躁、烦乱、偏激，在五行中属"火"，应选择具有舒缓、低慢、婉转、幽雅等特点的乐曲，以安神定志、镇静安眠。常用的乐曲有民族乐曲古筝独奏《春江花月夜》、二胡独奏《月夜》、高胡独奏《南渡江》以及小提琴协奏曲《梁山伯与祝英台》。

如果患者精神抑郁，可以选择旋律流畅、音色优美的乐曲，以振奋精神、愉悦心情，这方面的民族乐曲有《喜相逢》、《赛马》、《百鸟朝凤》、《光明行》等。

如果患者易怒、气愤，可以选择一些低沉、缓慢、悲伤的乐曲，以达到"悲则气消"的效果，常用的乐曲有《二泉映月》、《小胡笳》、《江河水》等。

保持乐观的积极心态

保持一种乐观积极的精神状态也是人体健康长寿的重要因素之一。乐观对人体生理的促进作用主要有两个方面：一个是调整精神，摒除不利于人体的精神情志因素；二是流通营卫，和畅血气，使精神调达。气血和畅，则生机旺盛，从而有益于健康，所以古人常说："笑一笑，十年少；愁一愁，白了头。"

那么前列腺疾病患者如何保持精神乐观呢？

1. 陶冶性情。在条件允许的情况下，旅游、郊外游览等活动能陶冶人的性情，培养乐观的性格。

2. 善于解脱。

3. "近善远恶"，即亲近善良，远离丑恶。

4. 保持乐观积极心态的最好办法就是使自己多笑一笑。

其实笑也是摆脱恶劣心境的有效方法之一。当一个人极度低落失意的时候，笑一笑就有可能缓解气氛，调节心情。哈哈一笑，多少不快都随之灰飞烟灭！笑还有许多的生理作用。

美国的福莱博士指出："笑，实际上起到了全身大部分肌肉运动的效果，每当一次笑声停止，肌肉就会比笑之前放松得多，心率和血压也随之降低，这些都有益于慢性病的康复。此外，笑能够刺激人体的内分泌系统，使之产生几种有益于健康的激素、酶和乙酰胆碱，从而促进血液循环，增强机体的抗病能力，使神经细胞活跃，把机体内部调整到最佳状态。"

法国医学博士亨利·理班斯坦说："笑，是一种类似于原地跑步的锻炼，它可使肌肉强壮，脉搏加快，支气管扩张，加速肺部换气；笑，不仅等于给内

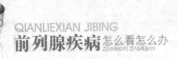
脏按摩，而且也等于给小腹肌肉和胸大肌推拿，由于呼吸了更多的氧，因而也净化了血液。"

另外，笑能提高人的工作效率，驱除紧张和疲劳感，对神经过敏或容易暴躁发怒的人来说是一剂良药。人在笑的时候，脑子里会产生儿茶酚胺（肾上腺素和去甲肾上腺素）和其他激素，这些物质能使体内自行产生吗啡，有利于镇静。"根据笑的生理效果，亨利博士的忠告是："为了你的健康，不应当放弃任何开怀大笑的机会。"

德国医学家研究亦表明，笑能增强人的心脏功能及血液循环。一个人一天笑上100次，对其心脏和肺的锻炼相当于划船10分钟。笑一次可以活动从头部到腹部的80块肌肉，笑甚至可以产生腹痛，实际是横膈受到按摩的原因。

从这些理论中我们不难看出笑不仅可以运动体表的肌肉，还可以运动放松内脏。发自内心的愉悦的笑，尤其是幽默而引发的轻松的笑，对健康是有益的。尤其是对于前列腺疾病的患者，他们因受到自身疾病的困扰，长期紧张的精神得不到有效缓解，笑一笑对于该病患者放松精神，缓解病情有很大帮助。

改变你的内向性格

调查显示，大多数前列腺疾病患者以内向性格居多，尤其是慢性前列腺疾病患者。153例患者中，黏液质气质类型占91例，显著高于对照组非黏液质患者。随着病程的延长（病程大于1年）黏液质患者有增加趋势。

黏液质型患者由于性格内向、多愁善感、办事认真，对本病所出现的任何症状都极为重视，对本病的恐惧心理也非常强，造成心理负担，加重病情，使病情难治。外向性格者一般对本病存在无过多忧虑，经适当治疗即痊愈，甚至不治而愈。由此，对性格内向者不能完全依靠药物治疗，还要采用心理治疗。

前列腺疾病患者调整心态时应该注意的问题

美国社会医学专家经过调查发现，人到中年常会出现消沉颓废、郁闷不乐、焦虑烦躁等不良心理状态，这种心理状态被称为"灰色心理"。中年人为什么会患上灰色心理疾病呢？究其原因是中年人在生理上从旺盛期进入缓慢衰退期，由于机体的免疫力、体力的下降，身体变得容易得病（感冒、发热），各种退行性病变随之出现，例如，腰腿痛、颈椎病、前列腺疾病等，体力下降以致于做事出现力不从心的现象。

对于他们来说，此时机体的精力不如年轻人那样能够完全适应现代生活和工作的快节奏。在"内忧外患"的冲击下，他们自身的心理也开始失衡。众所周知，人的生命由旺盛走向衰老直至消亡，人的身体功能也随之不断下降，前列腺疾病的侵扰就是男性朋友身体功能的一种破坏导致的。而这种疾病的困扰又造成了患者的心理压力。在两者的相互影响下给患者带来了身体和心理更大的困扰。

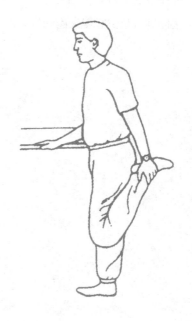

调整自己的心理状态不仅能够让患者改变心理失衡的状态，而且对病情的缓解也有一定帮助。那么在进行心理调整的时候应该注意哪些问题呢？

（1）合理有序的工作可以使生活更加充实，从而改善人的情绪。同时还要培养多种兴趣，丰富多彩的生活也能驱散不健康情绪，增强生命的活力，使自己对人生充满理想和希望。亦可变换一下生活方式或工作环境，也许是以前的工作环境的问题或生活方式的不合理，导致心理的失衡或机体退行性变化过早地出现。在新的环境里，寻找到更适合自己的工作和生活，可以激发机体的潜能与活力，保持健康的体魄和积极向上的心理。

（2）尽力寻找情绪体验的机会。在所从事的工作或事业上多花些精力，努力创新，力求做出新的成绩；主动关心他人，多与亲朋好友、同事交往，沟通心灵世界；多参加些社会公益活动，奉献爱心。此外培养自己的兴趣爱好，无论唱歌弹琴、写作绘画、集邮藏币，都会使人进入一种新的境界，在爱好之中寻找乐趣。

（3）面对当前社会的大量信息时，保持心情宁静，学会吸收现代科学信

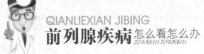

息，提高应变能力，将众多信息予以分类归纳、综合判断、分析研究。这样可避免信息膨胀感和互相干扰感，适当变换环境。另外人们在一个过于安逸的环境里反而容易诱发心理失衡，而新的环境，接受挑战性的工作、生活时，可以激发人的潜能与活力。也可选择时机变换环境以达到变换心境，使自己始终保持健康向上的心理，避免心理失衡。

（4）正确认识自身与社会的关系，随时调整自己的意识和行为，使之更符合社会的规范。要摆正个人与集体、个人与社会的关系，正确对待得失成败。这样可以减少心理失衡的现象。

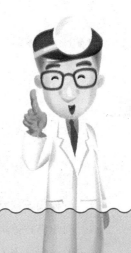

第十一章
Chapter 11

前列腺疾病患者日常生活的
注意事项

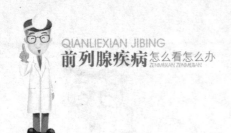
前列腺炎患者应该如何过性生活

前列腺疾病往往会伴有疼痛感，在进行性生活时给患者带来身体上的折磨，因此患有该病的人总是很自觉地对自己禁欲；不仅如此，还有一部分患者因害怕将病症传染给自己的妻子，因此也长期禁欲。但是事实证明禁欲会造成前列腺充血，加重病情。

性欲有两种，一种为接触欲，指男女双方身体接触的欲望；另一种叫做胀满缓解欲，是青春期后在性激素作用下自然充满的东西，有胀满感，并有把充满的东西排泄出去的欲望，其实质就是勃起与射精。既然男性成年人存在这种生理要求，那么，禁欲非但达不到缓解性兴奋、减少前列腺充血的目的，恰恰相反，由于胀满的东西不能排出和释放，反而会促使前列腺充血加剧。

前列腺炎患者的前列腺内产生的毒素，仅靠药物治疗是不能将这些有害物质排出体外的。即使细菌已经被杀死，它们仍会以一种"尸体"的角色危害人体的健康。因此，应该将它们排出体外。前列腺的分泌物，只有定时、规律地排出才有益于炎症消退。

有些患者怕将炎症传染给妻子，其实，戴上避孕套，这个问题就迎刃而解了。不过，不禁欲并不是提倡纵欲，一般来说，慢性前列腺炎患者可视年纪大小，一周至十天同房一次为好。未婚或者已婚分居者，也应该用其他方法按上述间隔排出精液。

前列腺增生患者如何过好性生活

前列腺增生为前列腺组织的良性增生，不损伤阴茎的正常结构，也不影响内分泌功能，因此不会影响患者的性功能。

前列腺增生患者进行性生活可以加重前列腺局部的充血，引起腺体增大，加重排尿困难，甚至引起尿潴留。但禁欲过度易使生殖器敏感性增强，频繁勃起，造成前列腺的反复充血，加剧前列腺增生。因此，前列腺增生患者应根据病情轻重，适度调节性生活。

前列腺增生患者早期性欲会增强，这时不可纵欲过度，否则会加重前列腺的充血；另外，在性生活时，膀胱"出口处"会发生强烈的收缩以防精液倒流。这些均可加重前列腺增生。

药物治疗取得较好疗效、病情稳定，以往急性尿潴留的可进行性生活，但必须限制，以每月不超过2～3次为宜。前列腺增生程度较重、排尿困难，尿潴留未治愈者，不宜进行性生活。

用雌激素治疗的前列腺增生患者，可能会发生性功能减退的现象，应停止或减少性生活，切勿勉强。可等停用雌激素，病情稳定后再恢复性生活。

前列腺增生症经手术治疗后的患者，由于手术可能损伤支配阴茎勃起的神经或者损伤膀胱的内括约肌，术后可能发生阳痿或者逆行射精等性功能障碍。不过，这类手术并发症并不太多。许多患者手术后不再过性生活多半是心理性的，还有一些患者因"休养"时间过长，性器官失去了性功能。

其实，术后患者仍保留着勃起功能，即使排精时无精液流出而逆入膀胱也无妨，仍然可以保持适度的性生活，对身体有益无害。即使术后确因勃起神经受损而出现阳痿的患者，也可保持身体接触等亲昵行为。如果夫妻都有要求，可采取阴茎内植入支撑物（假体）的方法，恢复性生活。

前列腺疾病患者要多喝水

人体离不开水的滋养。当人体的脏器和组织细胞缺水时，就会发生皱缩，血液和尿液浓缩，使患心脑血管疾病、泌尿系统结石的风险大大增加。当尿液浓缩时，排尿次数也会相应减少。这并不是一件好事，因为会损害到排尿沿途脏器，尤其是前列腺最容易受到伤害。

为什么前列腺疾病患者要多喝水呢？

（1）前列腺液会伴随精液排出，也会排放到后尿道里，每次排尿时随着尿液而排出。所以，多饮水可以稀释血液和尿液，增加排尿的次数，增加前列腺液的排出。通常，前列腺液的排放量并不是很多。对于那些排尿间隔久的男性，如果前列腺液未能及时排出体外，长时间地积聚在后尿道，很可能会对尿道造成刺激，极易诱发感染。有的前列腺液甚至会等不及排尿便自动溢出，使尿道口出现发红、肿痛等不适的症状。而且，如果饮水量过少，排尿次数相应减少，尿液内的有害物质不能及时排出体外，对前列腺及肾脏、膀胱等的健康非常不利。

（2）如果前列腺疾病患者没有心脏病和肾脏病，一定要养成定时饮水的习惯，每天可补充1 500～2 000毫升的开水或茶水，通过尿液充分冲刷尿道，帮助前列腺分泌物顺利排出，为前列腺减轻负担。对那些有尿频症状的前列腺疾病患者来说，多饮水也是必要的。如果担心在夜晚饮水过多会导致膀胱过慢、频繁起夜而影响正常的休息，可以减少在夜间的饮水量，在白天多饮水。

妻子要做好丈夫的护士

妻子作为丈夫最为亲密的伴侣，当自己的丈夫患有这种危害身心健康的疾病时，一定要给予良好的照顾。

1. 做丈夫的心理医生

今天的男人生活得格外不容易，男性作为强势群体，社会和女人对男人的期望过高，以及生活和工作的巨大压力，可以让最优秀的男人也活得很辛苦。实际上，男人也很脆弱，男人在很多方面比女人更脆弱。例如，男性先天耐受疾病的能力就不如女性；男胎受精卵比女胎受精卵更容易受到意外的伤害；男胎的流产率比女胎更高；新生男婴的死亡率比女婴高；男婴的残疾发生率也高于女婴；男性不如女性耐受寒冷、饥饿、疲劳和精神压力；男性自杀的比例高于女性；男性意外死亡的危险性明显高于女性；男性的寿命普遍不及女性，有研究表明男性寿命平均比女性短5年。

男人一旦出现生理、心理问题，除了求助于专科医生进行必要的检查和心理调整外，作为亲密爱人的妻子，及时体察丈夫心境的细微变化，对丈夫多给予些体贴、关爱与谅解，可以明显缓解丈夫的紧张情绪，帮助他顺利地渡过难关，而且可以让丈夫更加珍爱自己的妻子。而妻子冷言冷语的伤害刺激作用，远不如软语温言的鼓励对丈夫更加有效。在某种意义上，妻子扮演着比医生更加重要的角色。妻子是丈夫饮食起居的直接参与者和见证者，是丈夫心情好坏的"晴雨表"。对于家有"病前性格"的丈夫，及时地劝解和疏导可以帮助丈夫渡过心理难关、重建自信心，可以客观地评价自我，因此可以避免"病前性格"导致的疾病。例如慢性前列腺炎和

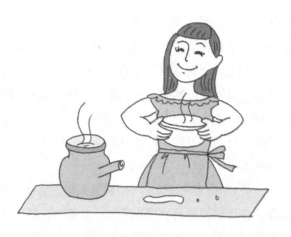

性功能障碍等，还可防止一些过激行为或异常心态的发生与恶化。

2. 陪丈夫一起诊断

夫妻二人一同进入诊室，与男科医生面对面交谈，然后在医生的指导下共同接受治疗。或者一方接受治疗而另一方默契配合，这种"夫妻同治"的模式在许多发达国家已经很盛行。但对于我国男科疾病患者来说还相当陌生，专家同时为男女双方治疗或指导的就更为少见。多数男科专家都认识到，只有大力宣传"夫妻同治"的理念，让夫妻两人都能客观地面对自身问题，才能真正让男性摆脱病痛。

当丈夫遭遇男科疾病的困扰时，妻子对发生在他身上的问题将怎样认识、采取什么样的态度、是否能积极参与到丈夫疾病的康复过程中等，对疾病的治疗都是至关重要的，甚至可以起到决定性作用。一个善解人意的妻子，知道该在何时以何种方式来帮助丈夫渡过危机，许多男科问题往往可以通过家庭内的饮食制度和生活方式的调整，以及性生活的默契配合而得到化解，往往事半功倍，应该得到鼓励和支持；反之，则可让男性坠入万丈深渊、万劫不复，要坚决避免。对于慢性前列腺炎患者的家庭，我们也提倡"夫妻同治"。

前列腺炎是男性最常见的男科疾病之一。由于感染了阴道滴虫、淋球菌、衣原体等具有传染性的病菌，都可能引起慢性前列腺炎，并且会因为夫妻间相互传染而反复发作。这种情况下，当然更需要夫妻共同配合治疗。

3. 妻子要注意生活中的一些细节

生活中有许多因素不利于前列腺炎的康复，甚至成为久治不愈的重要原

因。例如男性的紧张、焦虑和抑郁情绪；一些不良的生活习惯，如抽烟、喝酒、食辛辣食物等；天气寒冷而不注意局部保暖。当男人患病后出现尿频、尿急、尿痛、下腹会阴部疼痛等种种不适的症状时，不但丈夫痛苦不堪，妻子看了也心疼不已。其实，要想让男性保持良好的健康状态，妻子首先要负起家庭责任来。如果妻子在生活中能够了解一些防病的小窍门，通过日常点点滴滴的小事，在生活方式、日常习惯等方面都要格外注意，无形中就会让丈夫远离前列腺炎。

（1）给丈夫减负——缓解紧张焦虑情绪　在情感上给丈夫支持和信心很重要。由于前列腺炎给男人带来了太多的麻烦，一些患者的思想负担很重，担心疾病对生育、性能力和健康等诸多方面的影响，甚至于精神负担超过疾病本身的痛苦，并成为疾病久治不愈的重要原因。所以，妻子要帮助他消除不必要的顾虑和对疾病的误解，树立信心，防止丈夫的悲观失望情绪。

（2）贴心关怀——为他准备一个"温情水杯"　许多男性忙于工作，对自己的生活很不在意，甚至可以一整天不进食和不饮水。饮水减少必然要使尿液浓缩、排尿次数减少，使尿液内的有毒有害物质对人体造成不良影响，前列腺炎的发生机制中就有尿液反流进入前列腺内的情况。而每天饮用2升以上的开水或茶水可以充分清洗尿道，对前列腺的健康保健很有好处。因而，体贴的主妇应该为丈夫准备一个"温情水杯"，提醒他多喝水，每天至少要喝6～8杯水，不要憋尿。

（3）保暖防寒——适时增添衣服　在寒冷的季节里穿得太少，容易诱发前列腺炎或加重病情，而且还容易诱发感冒和上呼吸道感染等，对前列腺的健康构成了潜在的威胁。局部保持温暖的环境使前列腺和精道的腔内压力减小、平滑肌纤维松弛，减少了出口的阻力，使前列腺的引流通畅；保暖还可以减少肌肉组织的收缩，使组织的含氧量改善，充血水肿状态容易得到恢复。因此在寒冷的季节里要督促丈夫注意穿好衣服，不要受凉，尤其是前列腺局部的保暖措施一定要到位。

（4）精挑细选——娱乐方式别太偏　前列腺的位置决定了男人在很大程度上是"坐"在前列腺上的，所以经常久坐的男人的前列腺负担较重，一些前列腺疾病患者可能体会到久坐会让他们很不舒服。例如打麻将时间久了，就难以坐得住板凳了，"肚子"会疼得难以忍受，因此应该少打麻将。类似情况下的长时间久坐也要尽量避免，而宜选择有益健康的娱乐活动。

（5）马虎不得——选择合适的交通工具 作为代步工具，骑自行车、赛车、摩托车及骑马等骑跨动作都可以造成对前列腺的直接压迫而导致前列腺充血，造成前列腺的充血水肿，使前列腺液的排泄更加困难，也是前列腺疾病的重要诱发因素，可以直接影响到前列腺的功能状态，应该提醒丈夫尽量避免。

（6）温馨提示——督促他适当活动 如果丈夫的工作繁忙，或会议频繁，需要经常久坐，适时地记得打电话提醒他经常起身走一走、动一动，做做办公室保健操，或借机会"方便"一下，大有裨益。

（7）强身健体——陪他做锻炼 生活规律，起居有常，不可过劳，保持充足的睡眠以使体力充沛并坚持适当的体育锻炼。例如陪丈夫打太极拳、短跑或饭后散步等，能改善血液循环，有利于局部炎症的缓解、增强机体的内在抵抗力和免疫功能，对于防治前列腺炎的发生都具有重要意义。腹部、大腿、臀部和会阴肌肉的运动还可以使前列腺得到按摩与功能调整，促进前列腺组织的血液循环和淋巴循环。运动可以帮助他恢复体能，而且可以借运动来调节他的精神。

刺激性食物好吃危害大

我国的饮食有煎炒烹炸不同的做法，而且由于各个地方的文化、气候、水土的不同，饮食习惯也不同。一些地区喜欢食辣，甚至还流传着"辣椒好，一餐无它吃不饱"的谚语。而有的地区就喜欢食甜，每一种口味都有它特殊的营养价值，但是如果饮食习惯太偏，例如，非常馋辣椒就不太好了。辣椒虽然可以补充人体所需的维生素B_1、维生素B_2，以及胡萝卜素、多种矿物质元素，还能御寒、抗潮湿。但是食用过量对人体机能也是有害的。

酒类、辣椒等辛辣食物对前列腺和尿道具有刺激作用，食用后会引起前列腺的血管扩张、水肿或导致前列腺的抵抗力降低：

（1）对于男性来说，食辣椒等辛辣食品过量，更是无益。辛辣食品对前列腺和尿道都具有很强的刺激作用，食用后可出现短暂的或伴随排尿过程的尿道不适或灼热症状，并且能引起前列腺的血管扩张、水肿，导致前列腺的抵抗力

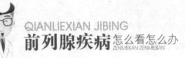
降低。食用这些辛辣食品后，常可引起前列腺不适的临床症状，或有利于前列腺内寄居的菌群大量滋生繁殖，而诱发急性前列腺炎，或使慢性前列腺炎的症状加重。有内痔者常引起痔静脉破裂出血引起便血。因此，避免食用大量辛辣食物是预防前列腺炎和痔的重要手段。

（2）有研究证明，辣椒内含有致癌的化学物质，但它又有防癌作用，关键在于摄入量的多少，经常少量食用辣椒，可以防癌、抗癌，过多食用则可致癌。辣椒素可能是引起结肠癌的原因之一。

（3）多吃辣椒，可刺激口腔内辛味感受器，引起血压变化和出汗，大量进食辣椒可造成神经损伤和胃溃疡。由于直肠受到辣椒的刺激，会引起类似前列腺炎的症状。

并非所有食辛辣食品的人都患前列腺炎，关键是饮食有度。

（4）姜、鱼、虾、蟹、狗肉、羊肉等食品并不会造成前列腺的过度充血，但是对过敏体质者却可能成为前列腺炎的诱因。没食用过的食品，如禽类、肉类、虾类等尽量不食用，以免引起变态反应性改变。当然，也没有必要过分渲染辛辣食品可致前列腺疾病的作用。

因此日常生活中要注意，为了保护好自己的前列腺，一定要让餐桌上的刺激性食物悄悄消失。

烟瘾要不得

明知道吸烟有害健康还不戒掉！这很难用三言两语说清。既有历史原因，又有社会习俗，更重要的原因，是健康知识普及不得力。据报道，发达国家烟草制品消费还在直线下降，而许多发展中国家烟草制品的销售量却每年以5%的速度递增，这恐怕还是与整体文化科技素质有关。我国的烟民有2亿～3亿人，并有向低龄及妇女人群扩大的趋势，烟毒是人为的公害。二手烟也称被动抽烟，可在受害者尿中查出致害物质。

前列腺炎容易导致性功能障碍及不育。如果患者又是一位烟民，那情况可能更糟，因为吸烟本身就能引发阳痿与不育。吸烟何以与性器官有关？经过众多的科学研究，分别得出的结论是：阳痿患者中有2/3是吸烟者，是不吸烟发生阳痿的2倍；末梢血管发生阻塞的病人中，有90%是吸烟者，每4个吸烟者中就有1个患阴茎血循环不良，而不吸烟者，12个人中才有1个人患之；经统计学处理，证明吸烟对阴茎血液循环不良的影响程度在90%以上。吸烟者的精子数量及活动力之百分比，明显低于不吸烟者，从而导致不育。因此，吸烟的前列腺炎患者有性功能失常，除积极治疗外，重要的是戒烟。否则由此导致的家庭、社会问题，会让你含恨终生。

吸烟者可导致早衰。研究者发现，吸烟者比不吸烟者在外貌上要老10%，在生理功能及运动能力方面要老5%。中医认为老化与肾虚瘀阻有关，是阴阳失调所致，治疗起来也有难度。前列腺增生症是老年病，多发于60～70岁者，而50岁左右的发病率已占20%，发病机制与衰老基本上是一致的，因此治疗上也相对难些。为预防前列腺增生症，不吸烟是最好的预防措施之一。

饮酒一定要节制

人类饮酒历史久远，酒与生活结下不解之缘。白酒产生至今，种类繁多。酒与民俗、饮食、医药、政治等有密切关系，诸多联系逐渐演变成一种酒文化。酒在历史上的功过难以评说，大多数人都喝过酒，其中滋味恐怕自己也说不清吧！但作为精神生活及物质生活的一部分，可能很难割舍。

饮酒后使内脏血液循环加快，血管扩张，尤以扩张内脏血管最为显著。患前列腺炎时，特别是急性前列腺炎，应绝对禁酒，以免使炎症扩散，引发其他连锁反应。患慢性前列腺炎或前列腺肥大者，大量饮酒是非常有害的，因为酒能损害人体内的免疫功能，如使人体维生素缺乏，会降低呼吸道的防御功能，损害肝脏及肾脏，引起贫血等，使细菌、病毒及其他微生物乘机入侵，促使感染及旧病复发。

研究表明，饮酒对性功能有危害。乙醇是一种性腺毒素，长期过量饮用烈性酒，除引起神经系统慢性中毒外，还可使性腺中毒。男子主要表现为血液中睾酮水平下降，损害睾丸的间隙细胞，使之不能正常地产生雄激素和精子，并使体内能合成睾丸酮的3种酶活性受到严重影响。前列腺炎本身就易造成患者阳痿、不育，治疗上也比较棘手，如患者平常有饮酒嗜好，无疑必加重病情。故

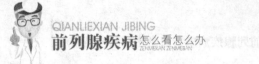

慢性前列腺炎者应绝对禁酒，如有尿闭者更应禁酒。

长期过度饮酒是"亚健康"的因素之一，酒是酸性的，饮酒者又同时进食高脂肪餐，造成酸性体质，是现代病增多的基础。酒精性肝炎、脂肪肝是中年人的常见病，一次醉酒等于患一次轻型肝炎，又何况常在醉梦中者。

酒中主要成分是乙醇，饮酒后的乙醇很快被胃吸收，90%～98%在体内氧化，只有1%～2%的乙醇不经氧化而排出体外。大量饮酒时，不经氧化而被排出的乙醇可提高到10%，老年人体质与功能衰退是必然现象，代谢过程减慢也实属必然，对乙醇的分解功能也降低，而乙醇排出的主要途径是肾脏，故大量饮酒者和老年人饮酒，无疑加重了肾脏负担，损害肾脏功能，膀胱肌收缩功能降低，可引起排尿困难，这也是饮酒后加重尿闭及引发尿闭的原因之一。有水肿者，饮酒则可加重水肿。

不要过度疲劳

医学家们认为，疲劳是器官或机体过度运转导致的状况，表现为人体功能（包括性功能）衰退和周身出现不适感觉。

慢性疲劳综合征是各种非特异性的，以疲劳为主要感觉的一组症状，主观症状较多，迁延时间较长，可达6个月以上，仅一般卧床休息难以调整，而客观检查阳性体征较少，实验室检查无明显异常。

1. 国外对慢性疲劳综合征的表现归纳

（1）持续或反复出现的原因不明的严重疲劳，时间超过6个月，充分休息后疲劳症状仍不能缓解，活动水平比健康状况下降低50%以上。

（2）同时具备下述8条中的4条（或4条以上）症状。

①记忆力下降或注意力难以集中。

②咽喉炎。

③颈部或腋窝淋巴结触痛。

④肌痛。

⑤多发性非关节炎关节疼痛。

⑥新出现的头痛。

⑦睡眠障碍。

⑧劳累后持续不适。

（3）排除下述症状的慢性疲劳：①原发病可以解释的慢性疲劳；②临床诊断明确，但在现有医学条件下治疗困难的一些疾病持续存在而引起的慢性疲劳。过去或现在主要诊断为精神抑郁性情绪失调，或具有抑郁特征的双极情绪失调，病前两年至今有嗜烟、酗酒等不良嗜好者，严重肥胖者。

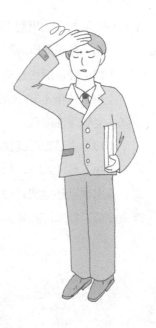

2. 国内对慢性疲劳主要表现的归纳

（1）早上不能按时起床（醒后懒得起床），一起床就觉得难受，精力不充沛。

（2）眼看汽车进站，也懒得跑几步上去，怕出外旅游。

（3）走路抬不起腿，上楼梯容易绊脚，步履不稳感。

（4）不愿参与社会活动，尤其不愿见陌生人，甚至不与老师或领导见面，消极、悲观。

（5）写文章不顺利，不时出错。

（6）说话连不成句，而且声音不协调，懒得讲话，说话声音细短，自觉有气无力。

（7）对别人说的话不信任，事大事小爱挑剔。

（8）坐下后不愿站起来，不知不觉爱用两手托腮靠在桌子上。

（9）提不起精神，总想大量喝茶或咖啡来提神。

（10）口苦、无味、食欲差、饭菜没口味，不想吃油腻食物，非常喜欢在饭菜中加上香辣等刺激性调料。

（11）耳鸣、头晕、眼前冒金星、烦躁、易怒。

（12）总觉得两手发硬、发僵，尤以晨起时间明显，下肢沉重，弯腰困难。

（13）总觉得头脑不清醒，哈欠打个不停，应变能力下降，多不能适应外界环境变化，打盹不止，四肢易抽筋。

（14）总觉得眼睛像睁不开似的，眼睛欠明亮，反应不敏捷。

（15）记忆力下降，想不起亲戚朋友的电话号码，叮嘱的事情或名字，甚

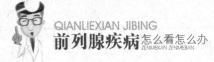

至几小时前的事情也想不起来。

（16）总想把脚放到桌椅上，站立时头、肩位置不协调。

（17）经常烟酒过量，抵抗力下降，易感冒或患传染性疾病。

（18）体重不知不觉地降了下来，头发失去光泽，头屑增多，肌肉丰满度下降，皮肤弹性降低。

（19）容易腹泻或便秘，常有牙痛及牙龈出血。

（20）难以入睡，想这想那，易醒多梦，不善于休息。

若出现上述症状1~2项即为轻度疲劳；3~4项为中等度疲劳；5项以上为较严重疲劳，就应注意休息，或去看医生，进行全面体检。

多喝茶，身体棒

茶起源于我国，现已遍布于全球各地，是三大饮料之首，已被世界所公认。西方人也提倡饮茶，认为饮茶优于其他饮料。对茶的最早认识是解毒，"神农尝百草，日遇七十二毒，得茶而解之"。最早的用茶记载始于殷，到宋朝已成为百姓的生活必需品，所谓"开门七件事，柴米油盐酱醋茶。"

茶叶的名目虽多，归纳起来主要分为6大类：即绿茶、红茶、青茶、黄茶、黑茶与白茶。茶中所含营养成分，主要是蛋白质、氨基酸、糖类、脂肪、多种维生素与矿物质。茶叶有利尿、强心、解痉、抑制动脉硬化、增强毛细血管的韧性、抗菌抑菌、减肥、防龋齿、抗致癌细胞、抗辐射等作用。中医认为，茶有解毒、降火、通二便、开胃、消食、除烦、益智、开窍、醒神之功效。

现代研究认为，茶有增强记忆、防老年痴呆之效。实验研究发现，红、绿茶都能抑制大脑中某些生物酶的活性，经常饮茶有利于抑制乙酰胆碱酯酶的活动，这种酶能破坏神经传递素乙酰胆碱，而早期老年性痴呆症的症状就是由于乙酰胆碱酯酶下降而导致的。英国人的早餐不可少的是茶。茶还能减慢前列腺癌的发展速度；日本科学家发现绿茶中的儿茶酚是一种抗癌中介蛋白质。茶叶内含有防止非黑色素瘤（皮肤肿瘤）的成分，绿茶还能提高卵巢癌患者的生存率。吸烟者吸烟后体内生成一种8-OHdG的化学物质，如果每天至少喝4杯绿茶（红茶效果差些），人体内的8-OHdG比不喝茶者要少31%，这也是茶能解毒的佐证。

茶作为保健饮料，一般常年可用。可惜的是年轻一代都喝五花八门的瓶装饮品，很少有人喝茶。

饮茶是有讲究的，一般是年轻人喝绿茶，老年人喝红茶；夏季喝绿茶、青茶和白茶，冬季喝红茶、黄茶。对于患者更应区别对待，如患前列腺疾病，一般而言，患前列腺肥大兼有习惯性便秘者，宜饮红茶，以达到补虚通便之用；形体肥胖的前列腺肥大者，可常饮乌龙茶或普洱茶，起减肥、降脂、通淋之用；前列腺肥大者在缓解期，可常饮花茶，如玫瑰花、茉莉花，以发挥散结利尿之用；前列腺癌患者应常饮绿茶或红茶，可防癌症发生、发展，尤其是前列腺癌经放疗后，更应喝茶，可抗辐射伤害及防白细胞减少。慢性前列腺炎者，平时也应适量饮茶。如患有心神不安、失眠、心烦等神经衰弱的症状时，则不宜喝茶，因茶中有咖啡碱、可可碱、茶碱等兴奋性物质，具有兴奋神经中枢及心脏的作用，故不宜喝茶。急性前列腺炎伴发热时也不宜饮茶，因茶除降低药效外，还能升高体温，这是茶碱的作用。慢性前列腺炎伴有胃溃疡病、慢性胃炎、慢性肠道病者，也不宜喝茶，因茶可刺激胃黏膜，增加胃酸分泌，不利于溃疡愈合。体质差者不宜饮茶，因为茶中的鞣酸影响铁与蛋白质的吸收。

在传统习俗中，有不少非茶之"茶"，即是用其他饮品泡的饮料，其中有些适合治前列腺疾病的饮料，现介绍如下几种：

（1）枸杞叶茶　用枸杞的叶子，按绿茶的炒制方法加工而成，味道类似茶叶水，但无香味。该茶具有滋补肝肾之功，适用于前列腺疾病患者及有肝肾病者饮用。

（2）西洋参茶　西洋参味甘、微苦、性凉、有益气生津、养阴降火之用，适量的饮片可泡茶饮。适用于前列腺肥大且伴阴虚者；对前列腺癌放疗、化疗伤阴者尤宜。

（3）陈皮茶　橘皮以陈久者佳，故名陈皮。每次6～10克，洗净切成丝，开水冲泡，可稍加白糖，具有健脾开胃之功效，适用于前列腺属脾虚湿阻，症见食欲不振、食后腹胀者。

（4）决明子茶　将决明子炒微黄，碾碎，每次10～15克，开水冲服，有香气溢出即可饮用。本品具有清肝明目、润肠通便作用，适用于前列腺疾病伴便秘者。

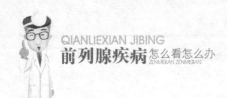
别让你的精液变红

正常的精液呈乳白色，每次射精量2～6毫升，液化时间5～45分钟。当看到精液是红色或夹杂一些血丝，有时内裤被带血的精液所污，会引起心情紧张，甚至恐慌，这就是所谓的"血精"。

血精与慢性前列腺炎的关系极为密切，因前列腺液是精液的组成部分，当前列腺发炎时前列腺的腺体充血，过度充血就会导致出血，前列腺出的血就混在前列腺液中，所射出来的精液就混有血丝。

慢性前列腺炎患者，他的前列腺腺体组织及排泄前列腺液的管道都会出现充血现象，当充血严重时，血液就会从毛细血管中慢慢渗出，进入前列腺液内，这时候造成的就是血液。慢性前列腺炎患者分泌的前列腺液也会显著增多，其中一部分会从尿道口流出，也就是常说的前列腺滴白，但是大部分还是淤积在了前列腺内部。当射精出现时，所储存的前列腺液也随之排空，使前列腺的压力骤然下降，这也是造成毛细血管出血的一个原因；患有炎症的前列腺所产生的前列腺液，有可能影响前列腺局部的凝血功能，容易出血。患有慢性前列腺炎者，更要防止房事动作粗暴，在射精的一瞬间，整个射精管都呈现强烈地收缩，随着迅速地松弛，一张一弛，造成压力骤增与锐减，导致前列腺内的毛细血管渗透性增加，甚至造成毛细血管破裂。已经出现了血精者，应停止性生活，直到治愈。

调节睡眠的方法

合理的睡眠是健康长寿的重要因素之一。睡前用热水洗脚，对脚趾是一种良性刺激，能活跃末梢神经，改善血液循环，提高睡眠质量，增强记忆力。

因工作睡得太晚时，应养成午睡习惯，午睡以1小时内为宜。一般入睡80～100分钟后，便由浅睡转入深度睡眠，这时因中枢神经过深抑制，脑血流量相对减少，可出现神经系统紊乱。所以，午睡时间不宜太长。

睡觉不宜过晚。长期睡眠太晚的人，很难通过白天的休息得到充分弥补。

这些人大都面色萎黄，精神疲惫，处于病态。白天工作注意力不集中，头脑昏沉。

睡眠太晚，必然早上懒得起床，既得不到早锻炼，更不利于身体素质的提高，还会出现恶性循环。评价睡眠质量好坏的标准不是睡眠时间的长短，而是看第2天的精神状态。只要第2天感觉精力充沛，没有觉得不舒服，就表明睡眠质量高，是健康的睡眠。

在睡眠前，不宜夜餐过饱，不宜饮茶，不宜剧烈运动。

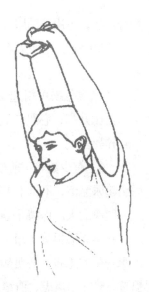

调整精神状态，让前列腺疾病不再靠近

前列腺疾病患者大多存在明显的精神症状和悲观情绪，表现为焦虑、压抑、失眠、疑病症和癔症，有时出现自杀倾向。尤其是那些患前列腺盆底肌肉痉挛综合征的患者，往往存在悲观情绪。

经过科学的研究发现，前列腺疾病的发生虽然与机体免疫功能低下有关，但悲观的情绪也是引起免疫功能低下的重要原因，由此看来，心理状态的好坏直接影响了患病概率。一旦病情产生，患者又会因疾病而痛苦、忧愁、思虑，这样反而会加重病情。所以对于前列腺患者来说应科学、客观地对待疾病，及时了解治疗方法，配合医师积极治疗；多做室外活动，找知心朋友和医师倾诉，通过倾诉可以使心理压力得到缓解。下面以慢性前列腺炎患者和前列腺增生患者为例对该问题予以说明。

（1）慢性前列腺炎患者中有20%～50%会出现较明显的精神症状，多表现为悲观失望；有3%～6%患者具有自杀倾向，多是因为久治不愈，精力、财力严重损耗，对治疗失去了信心。这类患者多为内向性格，过度细心，敏感多疑。对出现的症状不知所措，忧心忡忡，有严重失眠多梦等表现。接受心理治疗非常必要，男科或泌尿外科医生对患者应准确细致地进行诊治，耐心的解释和安慰更为重要。但医生不能说患者没病或暗示患者有精神病。要诚心关注患者的

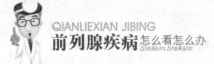
精神症状，可用感动服务方式接诊这类患者。

（2）慢性前列腺炎久治不愈，尤其是伴有精神症状者，脾气急躁，易于发怒。

发怒或急躁可引起交感神经兴奋，释放出较多的肾上腺素，可使心率加快，血压升高，心肌耗氧量增多，从而易发心绞痛及心肌梗死，以致脑出血，引起猝死。

（3）有少数老年前列腺炎伴前列腺增生的患者，常因某些原因急躁、发怒后引起尿潴留，不得不去医院急诊插导尿管，才能解决排尿问题。

健康的人应保持平静的心态，及时调整自己的情绪。在情绪激动时（如发怒、狂喜、恐惧等）可引起人体包括泌尿系统的多系统损害。有前列腺炎、前列腺增生的患者，心脏病、高血压病、脑血管病和肿瘤患者等均不宜有急躁、愤怒、恐吓、焦虑、情绪紧张等精神刺激。

要学会一些放松的技巧。如学习放松呼吸，取比较舒适的姿势坐下或躺下，双臂和双腿稍微分开，用腹部做深呼吸，先慢慢呼出肺中的大部分气体，暂停一下吸气，慢慢数到4，大约每秒数一下。吸气时腹部微微扩张，暂停一下，然后慢慢呼气，同时数到4。再暂停一下之后慢慢吸气，如此循环，持续时间5～10分钟。当你在进行呼吸锻炼时，注意呼吸逐渐平缓，身体放松、心态平静。要与亲朋坦率交谈，将生活目标放低些，控制自己的怒气，避免采用饮酒寻求解脱，保证充足的睡眠、营养和适当的运动。

避免在寒冷的环境中工作或锻炼时间过长

寒冷的环境对前列腺疾病患者有很大的危害，男性朋友千万注意不要在寒冷的地方待得时间过长。

1. 高寒、潮湿天气对男性前列腺的影响

天气寒冷或潮湿对前列腺都是不良的刺激，它导致腺体收缩和腺管扩张，从而造成前列腺广泛充血。芬兰的调查显示，63%的前列腺炎患者冬季症状明显加重。

寒冷可以使机体处于应激状态，皮肤血管收缩，交感神经兴奋，导致前列

腺内丰富肾上腺素分泌过多，使尿道内压力增大，妨碍前列
腺液的排泄，产生淤积而充血。受凉后还会削弱局部的抗感
染免疫功能，容易感染病原体。这也是为何前列腺炎在寒冷
的地带和寒冷的冬季高发的原因。

部队官兵前列腺炎发病率高的原因之一是在高寒环境中
作业、训练和执勤；加上部队训练强度大，官兵们往往大汗
淋漓后不能及时洗澡更衣，反复训练致出汗、着凉，引起会
阴部及前列腺血液循环障碍。

2. 如何避免高寒带来的伤害

（1）局部保暖　局部保持温暖的环境，使前列腺和精
道的腔内压力减低、平滑肌松弛，减少了出口的阻力，使前
列腺的引流通畅；保暖还可以减少肌肉的收缩，因而可以使
组织的含氧量增多，充血水肿状态容易得到改善。

（2）进行适当锻炼　适当参加体育锻炼，有益于对前
列腺的保健以及慢性前列腺炎的康复治疗。经常参加游泳、散步、爬山和球类
活动，可促进机体的新陈代谢，改善患者全身的血液循环，其中就包括前列腺
的血液循环，使前列腺分泌功能旺盛，增加前列腺液排泄，有利于清除细菌和
局部的引流。尤其是游泳，使全身肌肉得到锻炼。笔者在每年为老干部健康
体检时发现，有10%～20%的老年人前列腺正常。他们的锻炼方式多为游泳
和散步。

（3）锻炼时应该注意的问题

①有慢性前列腺炎的患者在参加锻炼时，要避免骑跨式运动项目，而且运
动量要适度。如果因锻炼过度疲劳，可引起前列腺疾病加重，尤其有前列腺增
生的老年人更应量力而行，适可而止，千万不能与年轻人较劲。否则，会引起
急性尿潴留或急性前列腺炎。

②清晨空气清新，不少老年人习惯于晨练。但是在不吃早餐的情况下过度
锻炼，可引起低血糖，甚至休克。在心脏负荷加重时，老年人易产生各种心律
失常，有高血压、冠心病患者更应慎重锻炼。因此，老年人在晨起慢跑之前，
应先食少量食物，如一杯豆浆等，不宜进食过多。

③若老年人锻炼过度，由于神经兴奋性增强，而不能很好休息，体力、精

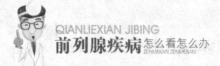

力过度的消耗，会使人精神疲惫、委靡不振。长此下去，必然导致生理功能降低，免疫功能低下，诱发各种疾病。

④老年人及前列腺疾病患者，锻炼应适度，时间最好在日出1小时后进行，切不可在大雾或雪天去户外锻炼，以免受凉或跌倒。在患感冒等身体不适时，更不要锻炼过度，以免引起心脑血管疾病的发作。

不宜忍精不射

射精是正常性生理反射的过程，前列腺有着丰富的神经末梢，其功能是支配骨盆部平滑肌收缩，配合射精。前列腺受到刺激时可以引起性兴奋。有些年轻人错误地认为，手淫或性生活过程中射精会造成身体损害，如果忍精不射则对身体有益。通常在性兴奋时，前列腺液分泌增加，而在频繁性兴奋而未能排精者，前列腺液滞留于前列腺内或自溢于尿道内，造成前列腺反复充血水肿，是加重前列腺炎发病的高危因素。

有规律的定期射精，可以帮助前列腺液较彻底排泄，缓解前列腺炎的症状。一些人认为，"一滴精十滴血"，错误采用射精中断或射精过程中压迫会阴部尿道，迫使精液存留于后尿道或逆流入膀胱，造成后尿道压力增加，使尿道内细菌通过位于后尿道的精阜逆行感染前列腺。

和谐有规律的性生活对前列腺功能的正常发挥具有重要作用，而性生活没有节制者和手淫过频者前列腺炎的发病率较高。但是，如果沉迷于性生活，过频的性生活或一次性活动时间过度延长，均使前列腺组织出现功能性收缩，引起前列腺反复充血水肿，易诱发前列腺炎。性生活的频率因人而异，要有一定规律性。

有研究者认为，前列腺的周围区较中央区更易受感染，提示慢性前列腺炎的发病与射精和排尿的解剖生理因素有关。射精可分三期：

（1）射精前期 前列腺前括约肌和内括约肌收缩，而关闭近端前列腺部尿道，使之与膀胱隔开。而下方的前列腺部尿道扩大，外括约肌松弛，与远侧尿道相通。在射精过程中有利于细菌上行，进入前列腺管引起感染。

（2）体内射精期 精液射出时，前列腺管和射精管方向平行，开口斜向尿道和尿流，射精时肌肉收缩，除有利于射精外，也有利于前列腺内细菌的排出。然而，停留于深部外周腺管内的细菌却不易排出。

（3）体外射精期　外括约肌、球海绵体肌收缩，将精液射入阴茎部尿道。外括约肌之上收缩闭合，关闭前列腺部尿道之下端，此处的压力增高可使细菌进入外周的前列腺腺管内。由于前列腺感染多存在于外周，所以普通手术切除前列腺并不能完全解除感染问题。

这些炎症改变不限于腺体实质，而侵犯到周围间隙，也时常侵犯到精囊（约80%）和输精管壶腹部，使后尿道几乎不可避免地受到侵犯。但是如果尿道炎为原发病时，则只有40%的病例发生前列腺炎和精囊炎。

血精患者的出血有2/3为前列腺囊性增大，而前列腺结核或肿瘤引起者较少。

总之，长期禁欲或忍精不射均易引起慢性前列腺炎。要积极预防尿道逆行性感染，因为尿道逆行性感染是慢性前列腺炎的主要感染途径之一。在正常情况下，男性尿道前端就存在不少致病菌。在机体抵抗力强、正常排尿冲洗作用下，虽然这些致病菌不断繁殖，逆向进入尿道，但同时也在被杀灭和被尿液冲出体外，所以不致引起感染。而当机体抵抗力减弱，如劳累、性生活过度或饮水量不足、尿液减少的情况下，这些致病菌就会在尿道内大量繁殖，通过射精管逆行侵入前列腺内而引起前列腺炎。

另一方面，尿道的外环境也是引起逆行感染的原因之一，如内裤污染，不洁的性生活，浴盆、便器污染，手淫，包皮过长等均可造成致病菌侵入尿道而逆行感染前列腺。尿路感染性疾病，如急性肾盂肾炎、急性膀胱炎、尿道炎、包皮阴茎头炎等可引起病原体沿尿道进入后尿道精阜前列腺开口而感染前列腺炎。另外，前列腺增生、尿道结石梗阻尿道、肠道微生物等因素也可导致前列腺炎。

慢性前列腺炎的常见病因还有：①性病后引起的慢性前列腺炎；②尿道憩室等存留微生物；③尿道扩张、尿道膀胱镜检查、插导尿管等；④尿道内有异物；⑤机体抵抗力下降；⑥手淫与性生活过多；⑦辛辣食物及饮酒过量等。

因此，在讨论慢性前列腺炎病因时，尿道逆行感染是不容忽视的。针对尿道逆行感染常出现的问题，指导男性予以正确认识和预防，同样具有积极作用。